○×問題でマスター生理学 第5版

志村まゆら　監修

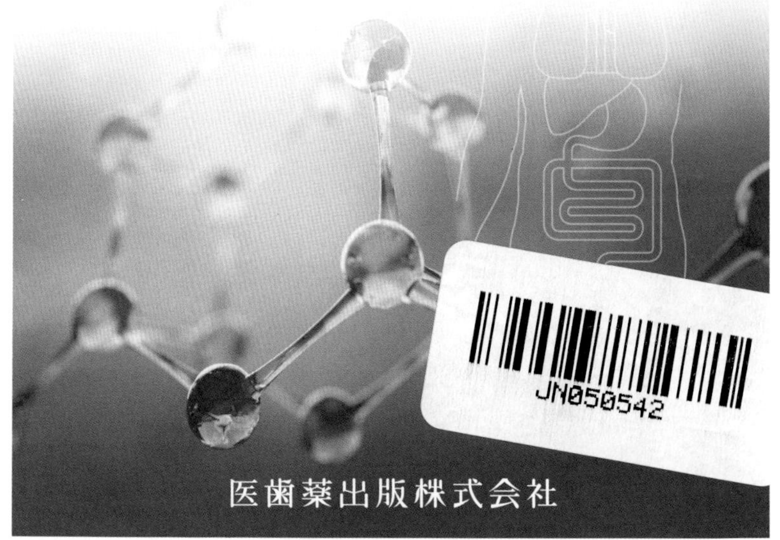

医歯薬出版株式会社

監修

志村まゆら（筑波技術大学・保健科学部）

著者

大橋敦子（北海道医療大学・薬学部）

鈴木郁子（日本保健医療大学・保健医療学部）

第５版の序

本書は，第１版（佐藤昭夫・監修，2005年）発刊以来，生理学の基礎的知識を身につけるための問題集として，理学療法士・作業療法士，看護師，薬剤師，はり師きゅう師，柔道整復師など，主として医療系の国家資格取得を目指す学生に好評を得てきた．第５版では，国家試験において過去30年（1993～2023年）の間に出題された生理学の問題を調査・分析し，基本的問題および直近５年間の出題問題を重点的にとりあげた．本書では，これらに対応するために必要な基本的問題を１問ずつ独立させ，○×で答える形式にした．問題の理解を深めるため，１問ごとに解説した．各国家試験で過去に出題された問題に国家試験分野を明示した．まずは本書全体を通して学習することが望まれる．過去の国家試験問題はよく考えられているが，なかには国家試験における生理学の基本的問題の範囲を超えた問題がみられた．そのような問題は難問として付記した．

本書作成にあたり，過去30年間の各国家試験問題を整理して，分野ごとの出題率をまとめた．参考までに次頁の表に示す．各々の国家試験の受験生は出題傾向を把握する参考にしてもらいたい．本書を用いて学習することにより，国家試験合格に必要とされる生理学の基礎的知識を身に着けることが可能と考えている．

本問題集の作成に当たり，惜しみない協力をいただいた医歯薬出版株式会社の皆様に心から感謝の意を表する．

令和６年３月

執筆者一同

各国家試験の分野ごとの出題率（%） 黒字：過去 31-2 年（1993～2018 年）赤字：過去 5 年

国家試験[1]（回数）／分野（本書での章）	理学・作業			鍼灸			あん摩		
	（28～47回）	（48～53回）	（54～58回）	（1～20回）	（21～26回）	（27～31回）	（1～20回）	（21～26回）	（27～31回）
1 章　生命とは	0%	5%	8%	5%	6%	4%	7%	8%	2%
2 章　血液（含・免疫）	4%	6%	7%	7%	7%	10%	9%	9%	15%
3 章　循環	10%	10%	8%	10%	7%	8%	7%	9%	8%
4 章　呼吸	7%	10%	4%	7%	7%	8%	6%	9%	6%
5 章　消化と吸収	12%	9%	11%	8%	8%	10%	7%	7%	10%
6 章　栄養と代謝	6%	6%	7%	3%	7%	8%	3%	4%	6%
7 章　体温	5%	1%	3%	5%	4%	4%	4%	7%	6%
8 章　排泄	7%	6%	9%	6%	8%	6%	6%	5%	8%
9 章　内分泌	8%	3%	8%	8%	13%	10%	9%	13%	6%
10章　生殖	1%	2%	5%	2%	6%	6%	3%	3%	6%
11章　神経	14%	13%	12%	17%	8%	12%	21%	9%	10%
12章　筋	5%	6%	5%	5%	6%	6%	5%	3%	4%
13章　運動	11%	13%	9%	7%	7%	6%	5%	8%	6%
14章　感覚	9%	8%	3%	9%	6%	4%	7%	7%	4%
複合	1%	3%	1%	1%	0%	0%	1%	0%	0%
合計	100%	100%	100%	100%	100%	100%	100%	100%	100%
出題数（1 年当り）	16～19題	13～19題	17～19題	13～16題	11題	9～11題	16～19題	11題	8～11題

[1] 国家試験の名称を省略して記述した．正式名は以下の通り．
理学・作業：理学療法士・作業療法士国家試験，鍼灸：はり師・きゅう師試験，あん摩：あん摩マッサージ指圧師試験，柔整：柔道整復師試験，看護：看護師国家試験，薬学：薬剤師国家試験

[2] 看護師国家試験の第 103 回は「追試験」が含まれる．

[3] 薬剤師国家試験については，基礎薬学の分野ができた第 81 回（1996 年）以降 23 年分を対象とした．基礎薬学分野および第 106 回以降の「生物」に含まれる問題のうち，生理学の内容と判断したものを対象にした．

（2019〜2023 年）

柔整			看護[2)]			薬学[3)]		
（1〜20回）	（21〜26回）	（27〜31回）	（82〜101回）	（102〜107回）	（108〜112回）	（81〜97回）	（98〜103回）	（104〜108回）
4%	7%	7%	3%	10%	3%	14%	5%	23%
7%	8%	9%	13%	13%	12%	23%	14%	18%
7%	8%	8%	10%	8%	6%	8%	11%	4%
8%	8%	8%	9%	4%	8%	5%	2%	4%
8%	8%	5%	12%	8%	11%	6%	7%	4%
5%	6%	6%	9%	5%	6%	1%	0%	4%
5%	4%	3%	3%	3%	5%	1%	2%	0%
6%	3%	3%	6%	5%	6%	3%	5%	0%
14%	17%	16%	15%	6%	15%	15%	18%	9%
5%	7%	5%	3%	6%	4%	0%	5%	4%
11%	7%	9%	8%	15%	11%	16%	5%	0%
5%	5%	4%	1%	5%	1%	3%	2%	0%
5%	10%	8%	1%	1%	3%	4%	7%	4%
9%	4%	7%	4%	11%	7%	1%	9%	0%
1%	0%	0%	3%	0%	2%	0%	9%	26%
100%	100%	100%	100%	100%	100%	100%	100%	100%
25〜28題	26〜30題	17〜27題	8〜20題	8〜20題	17〜28題	7〜14題	6〜8題	3〜6題

本書の使い方

1　各頁の左側に問題，右側に解説と解答を示した．

2　1問毎にその文章が正しいか間違いかを○×で答える．

3　解答は，解説の右下に，○×で示した．

4　解答が×である場合は，問題文中の誤っている部分を示し，→の後に，正しい記述を示した．

5　○×の解答と，×の場合の正解の表記は赤字で示した．したがって，添付の赤シートをかぶせて解答と正解が見えない状態にして，問題に取り組むことができる．

6　問題文の中で，重要なキーワードには下線を付した．

7　問題の先頭に□を付した．結果のチェックに利用できる．

8　解説文の一部を赤字で示した．解説文に添付の赤シートをかぶせると，隠れた部分に適切な言葉を入れる，穴埋め問題としても利用できる．

9　**参照事項**として，まとめの図表を適宜入れた．

問題の左下には当該問題（類題を含む）が出題された各国家試験分野*を示し，2019～2023年の出題は分野名を赤字とした．大部分が基本的問題であるため，まずは本書全体を通して学習することが望ましい．

*国家試験の名称を省略して記述した．正式名は以下の通り．

理・作：理学療法士・作業療法士国家試験，鍼灸：はり師・きゅう師試験，あ：あん摩マッサージ指圧師試験，柔：柔道整復師試験，看：看護師国家試験，薬：薬剤師国家試験

―問題と解説の例：168 頁参照

7　神経の活動電位の脱分極相で，細胞外から細胞内に流入するイオンは K^+ である．

理・作/鍼灸/柔/看/薬

⑦ 膜電位が閾値に達すると Na^+ チャネルが開き，細胞外液中の Na^+ が細胞内に入り，活動電位は上昇する．

$K^+ \to Na^+$　×

―参照事項の例：113 頁参照

参照事項

■産熱および放熱に関与する因子

産熱に関与する因子
基礎代謝
ふるえ
筋運動
筋緊張
カテコールアミン，サイロキシンなど
食事誘発性産熱反応
非ふるえ産熱

放熱に関与する因子
放射
伝導
対流
蒸発（発汗，不感蒸散）
皮膚血管拡張
体表面積
脱衣・風

参考図書（あいうえお順）

1．伊藤正男，井村裕夫，高久史麿：医学大辞典　第2版，医学書院，2003.
2．上田晃・他：人体の構造と機能．第6版，医歯薬出版，2023.
3．内田さえ・他：生理学．第3版，医歯薬出版，2014.
4．岡田隆夫，鈴木敦子，長岡正範：標準理学療法学・作業療法学　専門基礎分野　生理学．第5版，医学書院，2018.
5．坂井建雄，岡田隆夫：系統看護学講座　専門基礎1　人体の構造と機能1．解剖生理学　第9版，医学書院，2017.
6．鈴木郁子：やさしい自律神経生理学，中外医学社，2015.
7．中村隆一，斎藤宏，長崎浩：基礎運動学　第6版，医歯薬出版，2003.
8．根来英雄，貴邑冨久子：生理学．第3版，南江堂，2006.
9．本間研一・監修：標準生理学．第9版，医学書院，2019.
10．御手洗玄洋・他　訳：ガイトン生理学　原著第11版，エルゼビア・ジャパン，2010.

目　次

第4章　呼　　吸

第5章　消化と吸収

第6章　栄養と代謝

第7章　体　　温

第8章　排　　泄

第9章 内分泌

第10章 生殖

第11章 神経

第12章 筋

第13章 運動

▼第14章　感　覚

第１章　生命とは

問　題　　解説と解答

1. 生理学の特徴

1　人体を構成する細胞の細胞内液の状態を内部環境と呼ぶ.

① 細胞を取り巻く細胞外液の状態を内部環境という.

細胞内液→細胞外液　×

2　生体は内部環境を安定に保つ仕組みをもつ.

② 生体の内部環境が安定に保たれる仕組みを内部環境の恒常性（ホメオスタシス）という.

柔　○

2. 細 胞 膜

1　細胞膜のリン脂質分子は三重層膜を作る.

① 細胞膜はリン脂質の二重層膜であり，その中にタンパク質分子が分布する.

鍼灸/あ　三重層膜→二重層膜　×

2　細胞膜には半透性の性質がある.

② 水，O_2，CO_2，アミノ酸などは細胞膜を通りやすいが，タンパク質のように大きな分子は通りにくい．これを半透性という.

鍼灸/薬　○

3　細胞膜タンパク質の一部は受容体として機能する.

③ 細胞膜タンパク質は受容体や酵素として働いたり，物質輸送などにも関与する.

柔/薬　○

問　題　　解説と解答

3. 核

● 1　細胞の核は細胞増殖に不可欠である.
□
□

① 核は細胞増殖やタンパク質合成に重要な役割を果たす.

あ

○

● 2　細胞の核は DNA を含む.
□
□

② 細胞の核内には遺伝子を含むDNA(デオキシリボ核酸)がある. 核内のすべてのDNAの塩基配列をゲノムという.

理・作/鍼灸/あ/柔

○

● 3　タンパク質の合成は小胞体の指令で行われる.
□
□

③ タンパク質の合成は核(またはDNA)の指令で行われる. DNA の塩基配列に従って合成される.

理・作/柔

小胞体→核(または DNA)　×

● 4　体細胞分裂ではもとと同じ DNA の二重らせんが 3 個作られる.
□
□

④ 体細胞分裂の際, 二重らせんがほどけてできた一本鎖の DNA を元に, 同じ DNA 鎖からなる二重らせん構造が 2 個形成される.

看

3 個→2 個　×

● 5　染色体は細胞分裂時に形成される.
□
□

⑤ DNA はタンパク質と結合した染色質の形で核内に存在しているが, 細胞分裂時に凝集して染色体を形成する.

あ/鍼灸

○

● 6　ヒトの体細胞の核には 44 本の染色体がある.
□
□

⑥ ヒトの染色体は, 体細胞では 46 本であるのに対し, 生殖細胞(精子や卵子)では 23 本である.

理・作/あ/柔/看/薬

44 本→46 本　×

参照事項　細胞の主要な構成要素☞10 頁参照

問　題 / 解説と解答

● 7　ヒトの体細胞は 23 対の常染色体をもつ.
□
□

⑦ ヒトの体細胞は 22 対（44 本）の常染色体と 1 対(2 本)の性染色体をもつ.

理・作/柔/薬

23 対→22 対　×

● 8　Y染色体はX染色体より大きい.
□
□

⑧ 性染色体の X は Y より大きい. 性染色体は女性 XX, 男性 XY である.

理・作

大きい→小さい　×

● 9　核は遺伝子を含む.
□
□

⑨ 遺伝子は核内の DNA に含まれる. 人間には推定約 3 万個の遺伝子がある.

あ

○

● 10　DNA 分子は RNA 分子よりも小さい.
□
□

⑩ DNA 分子は RNA 分子よりも著しく大きい核酸である. このため DNA 分子は核膜を通り抜けることができない.

あ/柔

小さい→大きい　×

● 11　DNA は基本的に二重らせん構造を形成している.
□
□

⑪ 二重らせん構造 (2 本鎖) の DNA は, DNA の複製の際やタンパク質合成の指令を出す際にほどけて 1 本鎖となる.

理・作/鍼灸/あ/柔/看/薬

○

● 12　DNA を構成する塩基にはウラシルが含まれる.
□
□

⑫ DNA の塩基はアデニン, グアニン, チミン, シトシンの 4 種である. RNA ではチミンの代わりにウラシルが使われる.

理・作/鍼灸/柔

含まれる→含まれない　×

● 13　RNA は細胞核内と細胞質の双方にある.
□
□

⑬ RNA は核内で合成され, 核内や細胞質で働く.

看

○

問 題	解説と解答
○14 メッセンジャーRNA(mRNA)はタンパク質合成の際に，遺伝子の情報を核外から核内へ伝える． 理・作/あ/看	⑭ mRNAは核外に出てDNAのもつ遺伝情報通りのアミノ酸配列をリボソームに伝える． 核外から核内へ→核内から核外へ ✕
○15 タンパク質合成の翻訳の過程では，mRNAの4つの塩基で1種類のアミノ酸を示す． 理・作/鍼灸/看	⑮ mRNAは3つの塩基で1つのアミノ酸を示す（コドン）． 4つ→3つ ✕
○16 トランスファーRNA（tRNA）は核酸をリボソームへ運ぶ． 理・作/あ/薬	⑯ tRNAはタンパク質合成の際に，mRNAが伝えた遺伝情報のとおりに，必要なアミノ酸をリボソームに運ぶ． 核酸→アミノ酸 ✕

4. 細胞小器官

問 題	解説と解答
○1 細胞小器官は核内に存在する．	① 細胞小器官は細胞質内に存在する．核内には核小体，DNAとRNAなどが存在する． 核内→細胞質内 ✕
○2 ミトコンドリアはタンパク質の合成に関与する． 理・作/鍼灸/あ/柔/薬	② ミトコンドリアは細胞の様々な活動のエネルギー源となるATP（アデノシン三リン酸）を合成・供給する． タンパク質の合成→ATPの合成 ✕
○3 リボソームは滑面小胞体の表面にある． 理・作/鍼灸/あ/柔/看/薬	③ リボソームは粗面小胞体表面にある．リボソームはタンパク質合成の場である． 滑面小胞体→粗面小胞体 ✕

問　題	解説と解答
4　粗面小胞体にはRNAが含まれる.	④粗面小胞体の表面に存在するリボソームは，リボソームRNA（rRNA）とタンパク質からなる.
理・作/鍼灸	○
5　ゴルジ装置は分泌物を分解処理する.	⑤ゴルジ装置はタンパク性の分泌物を濃縮する働きをもつ.
理・作/鍼灸/あ/柔/看/薬	分解処理→濃縮　×
6　リソソームはタンパク質合成酵素を含む.	⑥リソソームは加水分解酵素を多く含み，不要な物質を分解処理する．ライソソームともいう.
理・作/鍼灸/あ/柔/看/薬	タンパク質合成酵素→加水分解酵素　×
7　中心体は細胞分裂の際に働く.	⑦中心体（中心小体を2個含む）は細胞分裂の際，それぞれの細胞に染色体が移動するのを助ける.
理・作/鍼灸/あ/柔	○

5. 物質代謝

問　題	解説と解答
1　細胞内で物質を分解する過程を同化という.	①細胞内で物質を合成する過程を同化，分解してエネルギーを取り出す過程を異化という．両者をあわせて代謝という.
	同化→異化　×
2　解糖は内呼吸に含まれる.	②解糖とクエン酸回路・電子伝達系をあわせて内呼吸といい，グルコースが分解されエネルギーを生じる.
鍼灸/あ/柔	○

問 題	解説と解答

● 3 解糖はミトコンドリア内で起こる.
□
□

③ 解糖は細胞質内で起こる．クエン酸回路・電子伝達系の過程はミトコンドリア内で起こる．

鍼灸/あ/柔/薬

ミトコンドリア内→細胞質内 ×

● 4 ATPは高エネルギーリン酸化合物である.
□
□

④ ATPは高エネルギーで結合しているリン酸基をもつ．ATPが分解されるときにエネルギーが遊離される．

鍼灸

○

6. 体 液

● 1 成人男子の体液量は体重の約40%である.
□
□

① 体液量は，成人男子で体重の約60%である．

理・作/鍼灸/あ/柔/看

40%→60% ×

● 2 細胞内液の量は体重の約15%を占める.
□
□

② 細胞内液の量は体重の約40%である．つまり，体液の約2/3は細胞の中にある．

鍼灸/あ/柔

15%→40% ×

● 3 血漿は細胞外液に属する.
□
□

③ 細胞外液には間質液と血漿があり，両者は血管で隔てられている．細胞外液量は体重の約20%を占める．

鍼灸/あ/柔

○

● 4 動脈血のpHは一般に7.60±0.05に保たれている.
□
□

④ 動脈血（体液）のpHは7.40±0.05に保たれている．pHは溶液のH^+（水素イオン）濃度の指標である．

理・作/鍼灸/あ/柔/看

7.60±0.05→7.40±0.05 ×

問　題	解説と解答
● 5　血液中のH^+が正常範囲を超えて増加した状態をアシドーシスという. □ □ あ/柔	⑤ 血液中のH^+が増加しpHが正常範囲を超えて酸性側に傾いていく状態をアシドーシス（pH<7.35）という. ○
● 6　細胞内液には間質液に比べてタンパク質イオンが少ない. □ □ 鍼灸/柔	⑥ 間質液にはタンパク質イオンがほとんど存在しない. 細胞内液中のタンパク質イオンは陰イオンの形で存在する. 少ない→多い　×
● 7　K^+は細胞内液に比べて細胞外液に多い. □ □ 理・作/鍼灸/あ/柔/看	⑦ K^+は細胞外液には少なく細胞内液に最も多い陽イオンである. 多い→少ない　×
● 8　Na^+は細胞内に最も高濃度に存在する陽イオンである. □ □ 理・作/鍼灸/あ/柔	⑧ Na^+は細胞外液中に最も高濃度に存在する陽イオンである. Na^+は細胞外液中の陽イオンの約90%を占める. 細胞内→細胞外　×
● 9　Cl^-は細胞内液の代表的陰イオンである. □ □ 柔/薬	⑨ Cl^-は細胞外液の代表的陰イオンである. 細胞外液中はNa^+とCl^-が多く, 細胞内液中はK^+とタンパク質陰イオンが多い. Ca^{2+}は細胞外液に多い. 細胞内液→細胞外液　×

7. 物質の移動

問　題	解説と解答
● 1　水の分子が溶質濃度の高い方から低い方に半透膜を通って移動する現象を浸透という. □ □ 鍼灸/あ	① 水の分子が溶質濃度の低い方から高い方に半透膜を通って移動する現象を浸透という. 高い方から低い方→低い方から高い方　×

問　題	解説と解答
◎2　細胞内液と細胞外液で浸透圧は等しく保たれている． □ □	② 細胞内液と細胞外液の浸透圧は等しいので，細胞内外の水の移動は平衡状態にある．
あ	○
◎3　物質が濃度の高い方から低い方へ移動する現象を拡散という． □ □	③ 拡散は濃度勾配に基づく物理的な現象である．エネルギーを必要としない．
鍼灸/柔	○
◎4　細胞膜のナトリウムポンプは受動輸送に関与する． □ □	④ ナトリウムポンプは細胞内 Na^+ を細胞外に濃度勾配に逆らって能動的に運び出す（能動輸送）．能動輸送ではエネルギー（ATP）を使う．
理・作/鍼灸/あ/柔/薬	受動輸送→能動輸送　×
◎5　ろ過は物質の移動に際して圧力を必要とする． □ □	⑤ 水や小分子はろ過されるが，大きい粒子はろ過されない．ろ過には圧力が必要である．
あ	○

難　問

問　題	解説と解答
◎1　細胞膜には，それぞれ決まった種類の低分子を通過させる輸送タンパクが存在する． □ □	① 細胞膜には各種イオンチャネル，グルコースやアミノ酸のトランスポーターなどの輸送タンパクが存在する．
柔/薬	○
◎2　Na^+-K^+-ATPase は，細胞膜を通過する Na^+ および K^+ の受動輸送に関与する． □ □	② Na^+-K^+-ATPase（ナトリウムポンプ）は，ATP の加水分解により得られたエネルギーを利用して，Na^+ 3個を細胞外へ，K^+ 2個を細胞内へ能動輸送する．
薬	受動輸送→能動輸送　×

問　題	解説と解答
● 3　ゴルジ装置は，脂質に糖鎖付加を行う． □ □	③ ゴルジ装置はタンパク質に糖鎖を付加する作用ももつ．
薬	脂質→タンパク質　×
● 4　環状 AMP は細胞外情報伝達系に関与する． □ □	④ 環状 AMP（cAMP）はセカンドメッセンジャーとして細胞内情報伝達系に関与する．
柔	細胞外情報伝達系→細胞内情報伝達系　×
● 5　DNA は 1 本鎖のポリヌクレオチドである． □ □	⑤ リン酸と糖と塩基からなるヌクレオチドが鎖状に多数つながってポリヌクレオチドとなる．DNA は通常 2 本鎖，RNA は 1 本鎖で存在する．
理・作／柔／看	1 本鎖→2 本鎖　×
● 6　DNA には遺伝子の発現を調節する部分がある． □ □	⑥ DNA 上のプロモーターやエンハンサーという部分は，転写の開始部位の指定や転写の促進などに働く．
看／薬	○
● 7　ダウン症候群では性染色体が 3 つある． □ □	⑦ ダウン症候群（21 トリソミー）は 21 番目の常染色体が 3 つある．
理・作／鍼灸／あ／看	性染色体→21 番目の常染色体　×
● 8　微小管は細胞内小器官の輸送に関与する． □ □	⑧ 微小管は細胞骨格と呼ばれるタンパク質線維の一種で，神経細胞の軸索輸送などに重要である．
薬	○
● 9　チューブリンは微小管を構成するタンパク質である． □ □	⑨ 微小管はチューブリンが多数集まってできた管状の線維構造である．
薬	○

1 難問

問　題 | 解説と解答

1 難問

●10　体細胞分裂の際に働く紡錘糸は微小管よりなる.
□
□

⑩ 微小管は細胞分裂に際して紡錘糸を形成し，染色体を二つに分けて移動させる.

薬　○

●11　ヒト染色体のヌクレオソームは，アクチンにDNAが巻きついた構造である.
□
□

⑪ DNAはヒストンというタンパク質と結合して，ヌクレオソームが連なった形で核内に存在する．細胞分裂の際に凝集して，染色体となる.

薬　アクチン→ヒストン　×

●12　胚性幹細胞（ES細胞）は皮膚細胞から樹立できる.
□
□

⑫ ES細胞は初期胚から作られる.

薬　皮膚細胞→初期胚　×

参照事項

■細胞の主要な構成要素

細胞膜	
細胞質	
核	
ミトコンドリア	
小胞体	粗面小胞体
	滑面小胞体
リボソーム	
ゴルジ装置	
リソソーム	
中心体	

第2章　血　　液

問　題　　　解説と解答

1. 血液の組成と量

○1　血液は弱酸性の液体である．
□
□

① 血液は弱アルカリ性（pH7.4）である．

理・作/柔/看

弱酸性→弱アルカリ性　×

○2　成人の血液量は体重の約13%を占める．
□
□

② 血液量は体重の約8%を占める．血液は細胞成分（赤血球，白血球，血小板）と液体成分（血漿）よりなる．

13%→8%　×

2. 赤 血 球

○1　赤血球は核をもつ．
□
□

① 赤血球は無核の細胞である．骨髄内で赤芽球から赤血球に分化する過程で核が消失する．

あ/看/薬

もつ→もたない　×

○2　赤血球は O_2 を運搬する．
□
□

② 赤血球の主な働きはヘモグロビンによる O_2 運搬である．O_2 と結合したヘモグロビンを酸素化ヘモグロビンという．

理・作/鍼灸/あ/柔/看/薬

○

参照事項　血液の主な成分と機能☞28頁参照

問　題	解説と解答
● 3 赤血球の色はビリルビンに由来する．	③ 赤血球の色はヘモグロビン（血色素）に由来する．赤血球は多量のヘモグロビンを含む．
理・作/柔	ビリルビン→ヘモグロビン　×
● 4 正常赤血球の形状は球形である．	④ 正常赤血球は円盤状で両面の中央がくぼんでいる．
あ	球形→円盤状　×
● 5 健常成人男子の血液 1 mm³中の赤血球数は約 500 個である．	⑤ 健常成人の血液 1 mm³（1 μL）中の赤血球数は，男子で約 500 万個，女子で約 350〜450 万個である．血球で最も多い．
あ/柔/看	500 個→500 万個　×
● 6 健常成人男子のヘマトクリット値は約 55%である．	⑥ ヘマトクリット値（赤血球容積比，Ht）の正常値は，男子で約 45%，女子で約 40%である．
あ/柔	55%→45%　×
● 7 健常成人男子の赤血球沈降速度の1時間値は 15 mm 以下である．	⑦ 健常成人の赤血球沈降速度（血沈，赤沈）の 1 時間値は，男子で 10 mm 以下，女子で 15 mm 以下である．
	15→10　×
● 8 健常成人において赤血球の産生（新生）は肝臓で行われる．	⑧ 成人では椎骨，骨盤，胸骨，肋骨などの赤色骨髄で造血される．胎生期の造血は肝臓，脾臓で行われる．
あ/柔/看/薬	肝臓→骨髄　×
● 9 すべての血球は造血幹細胞から産生される．	⑨ 未分化の造血幹細胞が分裂・増殖し，各種の血球に分化・成熟する．
柔/看/薬	○

問 題	解説と解答

●10 エリスロポエチンは赤血球の新生を抑制する.
□
□

⑩ エリスロポエチンは腎臓から分泌されるホルモンで,骨髄に作用して赤血球新生を促進する.

理・作/鍼灸/あ/柔/看/薬

抑制→促進 ×

●11 酸素不足が続くと,エリスロポエチンの分泌が減少する.
□
□

⑪ 酸素不足の状態が数日続くと,エリスロポエチン分泌が増加して,赤血球の新生が促進される.

理・作/鍼灸/柔/看

減少→増加 ×

●12 ビタミンB_{12}や葉酸は抗貧血ビタミンと呼ばれる.
□
□

⑫ 赤血球の新生に必須であるビタミンB_{12}と葉酸を抗貧血ビタミンという.

あ/柔/薬

○

●13 赤血球内のヘモグロビンは鉄を含む.
□
□

⑬ ヘモグロビンのヘム分子は鉄を含む.鉄の摂取不足は貧血の原因となる.

あ/柔/看

○

●14 血糖が高い状態が続くと,ヘモグロビンが酸化される.
□
□

⑭ 糖化ヘモグロビン(HbA1c 値)は直近1~2か月間の血糖値の指標であり,糖尿病の検査に用いられる.

薬

酸化→糖化 ×

●15 赤血球の寿命は約30日である.
□
□

⑮ 赤血球の寿命は約 120 日である.

理・作/看/薬

30 日→120 日 ×

●16 老化した赤血球は骨髄で破壊される.
□
□

⑯ 老化した赤血球は主に脾臓の細網内皮系で破壊される.

理・作/鍼灸/柔/看/薬

骨髄→脾臓 ×

問　題 | 解説と解答

●17 ビリルビンは膵液の成分である.
□
□

⑰ ビリルビンは胆汁の成分として肝臓から十二指腸へ排泄される. ビリルビンは黄色い色素である.

柔

膵液の成分→胆汁の成分　×

●18 ビリルビンは胆汁酸の分解産物である.
□
□

⑱ ビリルビンは, 赤血球の破壊により放出されたヘモグロビン中のヘムの分解産物である. ヘムは鉄を離してビリルビンに変わる.

柔/看

胆汁酸→ヘモグロビンまたはヘム　×

●19 赤血球を高張液に入れると溶血する.
□
□

⑲ 低張液とは細胞外液より浸透圧が低い溶液のことである. 赤血球を低張液に入れると水が赤血球内に入り込み, 膨化して赤血球膜が破れ, 溶血する.

鍼灸/あ/柔

高張液→低張液　×

●20 血液型不適合輸血は溶血の原因となる.
□
□

⑳ 血液型不適合輸血により, 赤血球が破壊され, 溶血を起こす.

鍼灸

○

3. 白血球

● 1 白血球数の正常値は, 血液1 mm^3中に約500万個である.
□
□

① 血液1 mm^3中の白血球数は約5,000～9,000個である. 白血球は顆粒球, 単球, リンパ球に大別される.

柔/看/薬

500万個→5,000～9,000個　×

● 2 種々の感染症により白血球が減少する.
□
□

② 種々の感染症の際に白血球は増加する. 白血球が正常よりも増えた状態を白血球増多症という.

理・作/看/薬

減少→増加　×

問 題 / 解説と解答

● 3 血中で最も多い白血球は単球である.
□
□

③ 血中で最も数が多い白血球は好中球である. 好中球は白血球全体の 50～70%, 単球は約 5%を占める.

理・作/鍼灸/看/薬

単球→好中球 ×

● 4 好中球は食作用をもつ.
□
□

④ 好中球は, 細菌や異物に近づき, それらを細胞内に取り込み, 分解する (食作用).

理・作/鍼灸/あ/柔/看/薬

○

● 5 単球は細菌を取り込んで分解する.
□
□

⑤ 単球も食作用をもつ. 取り込まれた細菌などの異物は, リソソーム内の酵素の作用により分解される.

理・作/鍼灸/あ/看

○

● 6 単球は組織中で肥満細胞になる.
□
□

⑥ 単球は血管内から組織中に移行してマクロファージになる.

理・作/鍼灸/あ/薬

肥満細胞→マクロファージ ×

● 7 抗体を産生する白血球は単球である.
□
□

⑦ 抗体産生はリンパ球の B 細胞の働きである.

理・作/鍼灸/あ/看/薬

単球→リンパ球 ×

● 8 病原体を貪食する白血球はリンパ球である.
□
□

⑧ 貪食 (食作用) が旺盛なのは好中球と単球 (マクロファージ) である.

あ/看/薬

リンパ球→好中球と単球 (マクロファージ) ×

---

4. 血 小 板

● 1 血小板は核をもつ.
□
□

① 血小板は直径 2～5 μm で無核の細胞である.

あ/柔/薬

もつ→もたない ×

問 題	解説と解答
● 2 健康成人では血液 1 mm^3中の血小板数は約 1 万個である. □ □	② 血液中の血小板数は約 15〜40 万個/mm^3である. 寿命は 5〜10 日で, 老化した血小板は脾臓で破壊される.
理・作/あ	1 万個→15〜40 万個 ×
● 3 血小板は血管内皮細胞から分化する. □ □	③ 血液の細胞成分はすべて骨髄の幹細胞から分化する.
理・作/あ/柔/薬	血管内皮細胞→骨髄の幹細胞 ×
● 4 血小板は止血作用をもつ. □ □	④ 血管が傷害されると, 血液中の血小板が血管壁の傷害部位に凝集して, 血小板血栓を形成し, 止血する.
理・作/あ/柔/看/薬	○
● 5 血小板が減少すると出血時間が短縮する. □ □	⑤ 血小板が減少したり, 血小板の数が正常でもその機能が障害されている場合には出血傾向になる.
理・作	短縮→延長 ×

5. 血 漿

問 題	解説と解答
● 1 血漿とは, 血液中から血球を取り除いた液体のことである. □ □	① 血液は液体成分の血漿と, その中に浮遊する細胞成分（血球）よりなる. 血漿の約 90%は水である.
薬	○
● 2 血漿は9%食塩水と等張である. □ □	② 血漿と等張な 0.9%食塩水を生理食塩水（液）という.
柔	9%→0.9% ×

問　題	解説と解答
● 3 血漿中の電解質は体液の浸透圧に関与する. □□	③ 血漿中の電解質の大部分は Na^+ と Cl^- である. ○
● 4 重炭酸イオンはアルカリ性物質を中和する. □□ 鍼灸/柔/看	④ 血液中の重炭酸イオン（炭酸水素イオン，HCO_3^-）は酸性物質を中和して，血液の pH が変化するのを防ぐ（緩衝作用）. アルカリ性物質→酸性物質 ×
● 5 血漿は CO_2 運搬機能をもつ. □□ 柔/薬	⑤ 血漿中の CO_2 の大部分は血漿に溶解して HCO_3^- として運ばれる. ○
● 6 血漿に含まれるタンパク質（血漿タンパク）で，最も多いのはグロブリンである. □□ 鍼灸/あ/柔/看	⑥ 血漿タンパクで，最も多いのはアルブミンである. 血漿タンパクはアルブミン，グロブリン，フィブリノゲンの順に多い. グロブリン→アルブミン ×
● 7 血漿タンパクの作る浸透圧を膠質浸透圧という. □□ 鍼灸/あ/柔/看	⑦ 血漿タンパクは毛細血管壁を通過できないので血管内にとどまり，膠質浸透圧を作る. アルブミンの関与が大きい. ○
● 8 血漿中のアルブミンは細胞の脂肪酸供給源として働く. □□ 鍼灸/あ/柔	⑧ 血漿中のアルブミンは細胞のアミノ酸供給源となる. 脂肪酸供給源→アミノ酸供給源 ×

問　題　　解説と解答

● 9　γ-グロブリンは血液凝固に働く.
□
□

⑨ γ-グロブリンは抗体として免疫に関与する. γ-グロブリンは免疫グロブリンとも呼ばれる.

鍼灸/あ/柔/看/薬

血液凝固→免疫反応　×

● 10　フィブリノゲンはホルモンを運搬する.
□
□

⑩ フィブリノゲンは血液凝固に関与する. ホルモンやビタミンの運搬には α, β-グロブリンの関与が大きい.

理・作/鍼灸/あ

ホルモンを運搬する→血液凝固に関与する　×

6. 血液凝固

● 1　血清はフィブリノゲンを含む.
□
□

① 血清は血漿成分からフィブリノゲンなどの凝固因子を除いたものである.

理・作/柔/看

含む→含まない　×

● 2　血液凝固はフィブリノゲンに血球が捕捉されて起こる.
□
□

② 血液凝固はフィブリン（線維素）に血球が捕捉されて起こる. 血液凝固の際にフィブリノゲンがフィブリンに変わる.

理・作/鍼灸/あ/柔/薬

フィブリノゲン→フィブリン　×

● 3　トロンビンは線維素溶解に関与する.
□
□

③ トロンビンはフィブリノゲンをフィブリンに変えて, 血液凝固を起こす.

理・作/鍼灸/あ/柔/看/薬

線維素溶解→血液凝固　×

● 4　プロトロンビンは血液凝固に関与する.
□
□

④ プロトロンビンは血液凝固因子の1つで, 血液凝固の際に活性化されてトロンビンになる.

鍼灸/あ/柔/薬

○

問 題	解説と解答
5 ビタミンKはプロトロンビンの産生を抑制する.	⑤ビタミンKはプロトロンビンの産生を促進する. ビタミンKが不足すると血液凝固障害が起こる.
鍼灸/柔/看/薬	抑制→促進 ×
6 Ca^{2+}は血液凝固因子の1つである.	⑥試験管内で, 血液凝固因子であるCa^{2+}を血液から除くと, 血液は凝固しなくなる.
あ/柔/看	○
7 プラスミンは線維素溶解を起こす.	⑦プラスミンは線維素（フィブリン）を溶解する. 線維素溶解（線溶）により血管内で一度凝固した血液は溶解する.
理・作/鍼灸/あ/柔/看	○
8 プラスミノゲンはプラスミンの前駆体である.	⑧プラスミノゲンアクチベータの作用によりプラスミン（活性型）となって線維素溶解（線溶）を起こす.
理・作/薬	○
9 ヘパリンは血液凝固作用をもつ.	⑨ヘパリンは体内に生理的に存在する抗凝固因子（凝固阻止物質）の1つである. トロンビンなどを不活性化する.
あ/柔	血液凝固作用→抗凝固（血液凝固阻止）作用 ×

7. 血 液 型

問 題	解説と解答
1 ABO式血液型に関与する凝集原（抗原）は血漿に存在する.	①ABO式血液型に関与する凝集原（抗原）は赤血球の膜に, 凝集素（抗体）は血漿中に含まれる.
柔	血漿→赤血球の膜 ×

参照事項 ABO式血液型☞28頁参照

問 題	解説と解答
● 2 ABO式血液型の凝集原（抗原）にはαとβとがある. □ □	② ABO式血液型において，凝集原にはAとBがあり，凝集素にはαとβがある.
柔	αとβ→AとB ✕
● 3 ABO式血液型で遺伝子型がAOのときは，O型として現れる. □ □	③ 遺伝子型がAA，AOはA型，BB，BOはB型，ABはAB型，OOはO型として現れる.
柔	O型→A型 ✕
● 4 ABO式血液型でO型は凝集素をもたない. □ □	④ ABO式血液型でO型は凝集原をもたないが，凝集素αとβをもつ.
鍼灸/あ/柔	凝集素→凝集原 ✕
● 5 ABO式血液型でAB型は凝集原をもたない. □ □	⑤ ABO式血液型でAB型は凝集素をもたないが，凝集原AとBをもつ.
あ/柔	凝集原→凝集素 ✕
● 6 Rh式血液型においてRh因子は凝集素である. □ □	⑥ Rh因子は赤血球膜にある凝集原（抗原）である.
柔	凝集素→凝集原 ✕
● 7 日本人のほとんどはRh因子をもつ. □ □	⑦ 日本人の99.6%はRh因子をもつ．Rh因子をもつ人をRh陽性（Rh+），もたない人をRh陰性（Rh−）という.
看	○
● 8 母児Rh式血液型不適合は母親がRh陰性，父親がRh陽性の場合に起こりやすい. □ □	⑧ 母親がRh−，父親がRh+の場合，胎児はRh+となる確率が高い.
鍼灸/看	○

問 題 解説と解答

8. 生体の防御機構

1 顆粒球は免疫応答に関与する.

① 顆粒球は白血球の一種で好中球，好酸球，好塩基球よりなる.

理・作/看

○

2 好中球は細菌を貪食する.

② 好中球は血中白血球の大部分を占める．細菌感染による炎症で最初に反応し，細菌を貪食して除去する.

理・作/あ/柔/看

○

3 B細胞は胸腺で分化する.

③ B細胞は骨髄で，T細胞は胸腺で分化する.

理・作/あ/柔/看/薬

胸腺→骨髄 ×

4 マクロファージはリンパ球に抗原を提示する.

④ 食作用によって取り込んだ異物の断片を抗原としてリンパ球に提示する.

鍼灸/あ/柔

○

5 T細胞は抗体を産生する.

⑤ B細胞は抗体（液性因子）を産生する．再感染の際には初めて感染した時よりも多くの抗体が産生される.

理・作/鍼灸/あ/柔

T細胞→B細胞 ×

6 T細胞は液性免疫にかかわる.

⑥ T細胞は細胞性免疫，B細胞は液性免疫にかかわる.

あ/柔

T細胞→B細胞 ×

問題	解説と解答
● 7　B細胞はマクロファージに分化する. □ □ 理・作/鍼灸/あ/柔/看/薬	⑦ B細胞は形質細胞に分化して，抗体（免疫グロブリン，γ-グロブリン）を産生する. マクロファージ→形質細胞　×
● 8　ヘルパーT細胞はB細胞を活性化する. □ □ 理・作/鍼灸/柔/薬	⑧ ヘルパーT細胞はB細胞の分裂や抗体産生を助けたり，マクロファージが病原体を破壊するのを助ける. ○
● 9　抗体は特定の抗原と特異的に結合する. □ □ あ	⑨ 抗体は細菌などの抗原と特異的に結合し，抗原抗体複合体を作って凝集させる. ○
● 10　自然免疫には食作用が重要な役割を果たす. □ □	⑩ 自然免疫（先天性免疫）には食作用が，獲得免疫（後天性免疫）には抗体が重要な役割を担う. ○
● 11　ワクチンの接種による免疫は受動免疫に含まれる. □ □ 看	⑪ 抗原刺激により生体内に誘導される免疫を能動免疫，抗体の体外からの移入で成立する免疫を受動免疫という. 受動免疫→能動免疫　×
● 12　同じワクチンの2度目の接種による抗体産生は1度目より減少する. □ □ 看	⑫ 同じワクチンの2度目の接種では抗原が感作され，抗体の産生量が増加する. 減少→増加　×

問　題	解説と解答
13 NK細胞（ナチュラルキラー細胞）は腫瘍細胞を傷害する． 理・作/鍼灸/あ/柔/薬	⑬ NK細胞はウイルス感染細胞や腫瘍細胞を傷害する．NK細胞やキラーT細胞(細胞障害性T細胞)，マクロファージなどによる免疫を細胞性免疫という． ○
14 肥満細胞は抗体を放出する． 鍼灸/あ/柔/看	⑭ 肥満細胞はIgEと結合してヒスタミンを放出する．肥満細胞は皮下組織や粘膜下組織などで異物の侵入を防いでいる． 抗体→ヒスタミン ×
15 炎症時に血管は収縮する． あ	⑮ 炎症時には肥満細胞から放出されるヒスタミンなどの作用により，毛細血管の拡張と透過性の亢進が起こる． 収縮→拡張 ×
16 ウイルス感染後の長期の獲得免疫には免疫記憶細胞が関わる． 看	⑯ 抗原が体内に侵入した際に活性化されたリンパ球の一部は免疫記憶細胞(メモリーB細胞とメモリーT細胞)になり，同じ抗原の侵入に備えて長期間待機する． ○
17 免疫グロブリンのIgEは肥満細胞に結合する． 理・作/あ/柔/看/薬	⑰ 花粉症などのI型アレルギー（即時型）では抗原に誘導されたIgEが肥満細胞を刺激してヒスタミンが分泌される． ○

問　題	解説と解答
●18 免疫グロブリンのIgGは胎盤を通過する. □□	⑱ 母親のIgGは胎盤を通過して胎児に移行する. 母親のIgGは生後数ヵ月まで新生児の免疫に働く.
理・作/鍼灸/看/薬	○
●19 免疫グロブリンのIgMはIgGより遅く産生される. □□	⑲ IgMは補体と結合しやすく, 抗原に対して免疫反応の初期に産生される.
理・作/鍼灸/看	遅く→早く　×
●20 外分泌液に含まれる免疫グロブリンはIgMである. □□	⑳ 外分泌液に含まれる免疫グロブリンはIgAである. IgAは, 消化管や気道粘膜表面で病原体の侵入を防ぐ. 母乳にも含まれる.
理・作/鍼灸/柔/看/薬	IgM→IgA　×
●21 気道粘膜の線毛上皮細胞は防御機構に関与する. □□	㉑ 気道の分泌液には, 細菌感染を防ぐリゾチームとIgAが含まれる.
鍼灸/看/薬	○
●22 涙液のリゾチームは感染防御に有効である. □□	㉒ リゾチームは加水分解酵素で, ある種の細菌の細胞膜を破壊する. 涙などの体液中に存在する.
看	○
●23 アレルギー性疾患で好塩基球は減少する. □□	㉓ 好酸球と好塩基球は寄生虫感染症やアレルギー性疾患で増加する.
鍼灸/薬	減少→増加　×
●24 健康成人の血液中で最も多い免疫グロブリンはIgDである. □□	㉔ IgGは血液中の主要な免疫グロブリン(抗体)で, 全抗体の約70%を占める.
理・作/看/薬	IgD→IgG　×

問題	解説と解答
●25 移植免疫ではＴ細胞が活性化される． □ □	㉕ 臓器移植などの際に，他の個体からの移植片に対して起こる拒絶にはキラーＴ細胞の活性化が関与する．
理・作／鍼灸	○
●26 胸腺は二次リンパ器官である． □ □	㉖ 一次リンパ器官（免疫細胞が分化する場）は赤色骨髄と胸腺，二次リンパ器官（免疫応答が起きる場）はリンパ節，脾臓などである．
あ／薬	二次→一次　×
●27 好中球の食作用はオプソニン効果により促進される． □ □	㉗ 病原微生物などの抗原に抗体や補体が結合すると，白血球の抗原に対する食作用が促進される（オプソニン効果）．
柔／看／薬	○
●28 アナフィラキシーショックはⅡ型アレルギー反応である． □ □	㉘ アナフィラキシーショック，アレルギー性鼻炎，気管支喘息などはⅠ型アレルギー反応である．
理・作／看	Ⅱ型→Ⅰ型　×
●29 遅延型アレルギーではＢ細胞がサイトカインを産生する． □ □	㉙ 遅延型（Ⅳ型）アレルギーでは抗原によって活性化されたＴ細胞から様々なサイトカインが産生され，約２日かけて組織傷害が起こる．
看	Ｂ細胞→Ｔ細胞　×

難　問

問題	解説と解答
● 1 血中の網状赤血球数は赤血球の造血の指標である． □ □	① 赤血球新生が高まると網状赤血球数が増加する．網状赤血球が成熟して赤血球になる．
看	○

問　題	解説と解答
2 赤血球沈降速度は化膿性疾患で低くなる。	② 赤血球沈降速度は，化膿性疾患で高まり，赤血球増多症などで低くなる．赤血球の凝集度，血漿の粘性，血球数に左右される．
理・作/鍼灸	低くなる→高まる　×
3 胆汁成分として腸内へ出た直接型ビリルビンは間接型ビリルビンとなる．	③ 直接型ビリルビンは腸内細菌の作用でウロビリノゲンとなる．
柔	間接型ビリルビン→ウロビリノゲン　×
4 血小板は，巨核細胞（巨核球）の細胞片である．	④ 血小板は骨髄の幹細胞から分化した巨核球の突起が分離して血中に出たものである．
理・作/柔/薬	○
5 血小板はコラーゲンに粘着すると活性化される．	⑤ 血小板は血管壁が傷害されて露出したコラーゲン（膠原線維）に粘着して活性化され，血小板血栓が形成される．
薬	○
6 活性化された血小板はトロンビンを放出する．	⑥ 活性化血小板は，血管収縮や血小板凝集を促すセロトニン，ADP，トロンボキサン A_2（TXA_2）などを放出する．
薬	トロンビン→セロトニン，ADPなど　×
7 活性化された血小板はフィブリノゲンにより互いに結合する．	⑦ 血小板血栓は，活性化された血小板が集合し，フィブリノゲンを介して互いに結合し形成される．
薬	○

2 難問

問 題	解説と解答
8 プロスタグランジン I_2（PGI_2）は抗血栓作用をもつ.	⑧ PGI_2（血小板凝集抑制），ヘパリン（血液凝固抑制），プラスミノゲンアクチベータ（線溶活性化）などが抗血栓作用をもつ.
薬	○
9 臍帯血には造血幹細胞が含まれる.	⑨ 胎生期には肝臓・脾臓でも造血が行われるため，臍帯血には造血幹細胞が豊富に含まれる.
柔/看	○
10 コロニー刺激因子は赤血球の産生を促進する.	⑩ コロニー刺激因子は顆粒球や単球の分化・増殖を促進するので，白血球減少症の治療に用いられる.
看/薬	赤血球の産生→白血球の産生 ×
11 貧血では動脈血中の酸素含有量が増加する.	⑪ 貧血では動脈血中の酸素含有量が減少する．酸素含有量の減少は，赤血球またはヘモグロビン量の減少による.
看	増加→低下 ×
12 血漿タンパク濃度の正常値は約 7.5 mg/dL である.	⑫ 血漿タンパク濃度は約 7.5 g/dL である．血中の血漿タンパクが 6 g/dL 以下を低タンパク血症，9 g/dL 以上を高タンパク血症という.
柔	7.5 mg/dL→7.5 g/dL ×
13 表皮にはランゲルハンス細胞が存在する.	⑬ ランゲルハンス細胞は表皮に存在する樹状細胞であり，抗原提示能力がある.
薬	○

問 題	解説と解答
 14 インターフェロンα(IFNα)は，抗ウイルス作用や抗腫瘍作用をもつ． 薬	⑭ インターフェロンα（IFNα）は，ウイルス性肝炎の治療に用いられる． ○
15 インターフェロンγ（IFNγ）はヘルパーT細胞から産生される． 理・作	⑮ ヘルパーT細胞はインターフェロンγ（IFNγ）やインターロイキン-2（IL-2）等のサイトカインを産生する． ○

難問

参照事項

■血液の主な成分と機能

血液の成分		機能
細胞成分	赤血球	O_2の運搬
	白血球	異物の除去，免疫
	血小板	止血
血漿	水分	物質の溶解，運搬
	電解質	浸透圧，pHの維持
	血漿タンパク	物質の運搬，膠質浸透圧の維持 血液の凝固，免疫

■ABO式血液型

血液型	抗原(凝集原)(赤血球の膜)	抗体(凝集素)(血漿)	遺伝子型
A型	A	β	AA，AO
B型	B	α	BB，BO
AB型	A，B	なし	AB
O型	なし	α，β	OO

表は内田さえ他「生理学」第3版，医歯薬出版，2014より．

第3章　循　　環

問　題　　　解説と解答

1. 心臓血管系

○1　左心室から出た血液が右心房に戻る経路を肺循環と呼ぶ.
□
□

① 左心室から出た血液が右心房に戻る経路を体循環（大循環）という. 肺循環（小循環）は右心室から出て左心房に戻る.

柔/看/薬

肺循環→体循環　×

○2　肺動脈は動脈血を運ぶ.
□
□

② 肺動脈は静脈血を肺に運ぶ. 肺静脈は動脈血を左心房に運ぶ. 体循環では動脈は動脈血, 静脈は静脈血を運ぶ.

鍼灸/柔/看/薬

動脈血→静脈血　×

○3　心臓の弁は血液の逆流を防ぐ.
□
□

③ 心臓の弁は一方向にのみ開く. 心房と心室の間の房室弁〔三尖弁と二尖弁（僧帽弁）〕, 心室と動脈の間の動脈弁（肺動脈弁と大動脈弁）がある.

薬

○

---

2. 心筋の基本的性質

○1　心筋は固有心筋と特殊心筋に大別される.
□
□

① 固有心筋は心筋の大部分を占め, 収縮に適した性質をもつ. 特殊心筋は興奮の発生と伝導に関与する.

鍼灸/あ

○

問題	解説と解答
● 2 ☐☐ 心筋は随意筋である. あ/看	② 心筋は意志によって調節できない不随意筋である. 随意筋→不随意筋　×
● 3 ☐☐ 心筋は平滑筋である. 理・作/あ/柔	③ 心筋は，骨格筋と同じく横紋構造をもつ横紋筋である. 平滑筋→横紋筋　×
● 4 ☐☐ 心筋細胞はアクチンフィラメントを含む. あ	④ 心筋細胞ではアクチンフィラメントとミオシンフィラメントが規則正しく並んで横紋構造を作る. ○
● 5 ☐☐ 隣接する心筋細胞同士は，ギャップ結合により電気的に連絡する. 理・作/鍼灸/あ/柔	⑤ 心筋細胞では，ギャップ結合により電気的興奮が細胞から細胞に容易に伝わる．ただし心房と心室の間は絶縁されている. ○
● 6 ☐☐ 心筋は機能的合胞体である. あ	⑥ 多数の細胞よりなる心房と心室はそれぞれがあたかも1個の細胞のように機能する．これを機能的合胞体という. ○
● 7 ☐☐ 心筋は自動能をもつ. 鍼灸/あ/柔	⑦ 心筋は自動的・律動的に収縮する．このため，心臓は神経が働かなくても拍動を続ける. ○
● 8 ☐☐ スターリングの心臓の法則とは，心筋の伸展の度合いに応じて心拍数が増えることをいう. 理・作/鍼灸/あ/柔/薬	⑧ スターリングの心臓の法則とは，心筋の伸展の度合いに応じて心収縮力が増えることをいう. 心拍数→心収縮力　×

問　題 | 解説と解答

● 9　静脈還流量が増加すると心拍出量は減少する.
□
□

⑨ 静脈還流量が増加すると心拍出量は増加する. 静脈還流量が多いほど, 心筋が伸展され, 心収縮力が増大する.

理・作/鍼灸/あ/柔/看

減少→増加　×

3. 刺激伝導系

● 1　健常人の心臓のペースメーカーは心室にある.
□
□

① 正常では心臓の拍動リズムは洞房結節で発生する. 洞房結節の細胞を歩調取り (ペースメーカー) 細胞とよぶ.

理・作/あ/柔/看/薬

心室→洞房結節　×

● 2　心臓の刺激伝導系は固有心筋からなる.
□
□

② 刺激伝導系は特殊心筋からなる. 刺激伝導系は洞房結節で興奮が始まり, 房室結節, ヒス束, 右脚と左脚, プルキンエ線維の順に興奮が伝わる.

理・作/鍼灸/あ/柔/看/薬

固有心筋→特殊心筋　×

● 3　洞房結節は左心房にある.
□
□

③ 洞房結節 (洞結節) は右心房の上大静脈との境界近くにある.

理・作/看

左心房→右心房　×

● 4　房室結節は右心房にある.
□
□

④ 房室結節は右心房の下方, 右心室との境界近くにある.

理・作/鍼灸

○

● 5　プルキンエ線維は興奮を心房筋に伝える.
□
□

⑤ プルキンエ線維は興奮を心室筋に伝える. その結果, 心室筋が収縮する.

理・作/柔

心房筋→心室筋　×

問 題 / 解説と解答

4. 心周期

● 1 心周期は心房の拍動周期により収縮期と拡張期に分かれる.

① 心周期は心室の拍動周期から区分される. 収縮期(等容性収縮期と駆出期)と拡張期（等容性弛緩期と充満期）がある.

柔/薬

心房→心室 ×

● 2 心周期の等容性収縮期には大動脈弁が開いている.

② 等容性収縮期にはすべての弁が閉じた状態で心室が収縮する. このため心室内の容積は一定で内圧が上昇する.

理・作/鍼灸/看

開いている→閉じている ×

● 3 心周期の駆出期には動脈弁が閉じている.

③ 駆出期には動脈弁が開く. 血液が心室から動脈（肺動脈と大動脈）に駆出される.

あ/柔

閉じている→開いている ×

● 4 心周期の等容性収縮期に動脈圧は最高になる.

④ 血液が動脈に駆出される駆出期に, 動脈圧は最高になる.

鍼灸/あ

等容性収縮期→駆出期 ×

● 5 心周期の等容性弛緩期には心室内圧が上昇する.

⑤ 等容性弛緩期には心室内容積が一定で心室内圧が低下する. このとき, すべての弁が閉鎖した状態で心室が弛緩する.

あ

上昇→低下 ×

● 6 心周期の充満期には房室弁が閉鎖している.

⑥ 充満期には心房内圧が心室内圧より高まり, 房室弁が開く. 血液が心房から心室へ流入する.

鍼灸/柔

閉鎖している→開いている ×

問 題 解説と解答

7 第Ⅰ心音は心周期の拡張期の始めに発生する.

⑦ 拍動に伴って心音が発生する. 第Ⅰ心音は収縮期の始めに房室弁の閉鎖により生ずる.

理・作/鍼灸/あ/柔

拡張期→収縮期 ×

8 第Ⅱ心音の発生には房室弁の閉鎖が関与する.

⑧ 第Ⅱ心音は拡張期の始めに発生する. 主に大動脈弁や肺動脈弁の閉鎖により生じる.

理・作/看

房室弁→動脈弁 ×

5. 心拍数・心拍出量

1 深い吸息時に心拍数は減少する.

① 深い吸息時に心拍数は増加する. 呼吸に同期して心拍数が周期的に変動することを呼吸性不整脈という.

理・作/あ/看

減少→増加 ×

2 精神的興奮時に心拍数は減少する.

② 精神的興奮時には交感神経の活動が高まることにより頻脈となる.

理・作/鍼灸/柔

減少→増加 ×

3 正常成人の安静時1回拍出量は約200 mLである.

③ 1回拍出量は, 1回の心臓拍動によって左心室から拍出される血液量で, 成人の安静時で約70～80 mLである.

鍼灸/看

200 mL→70～80 mL ×

4 左心房の収縮は左心室の収縮よりも遅く開始する.

④ 最初に心房が収縮し, 約0.16秒遅れて心室が収縮する.

理・作

遅く→早く ×

問題	解説と解答
● 5 □□ 毎分心拍出量は1回拍出量と心拍数の積で求められる.	⑤ 毎分心拍出量は単に心拍出量ともいう．一般に左室心拍出量を示す．正常では右室心拍出量は左室心拍出量と等しい.

理・作/鍼灸/看

○

問題	解説と解答
● 6 □□ 健康成人の安静時の毎分心拍出量は約15Lである.	⑥ 1回拍出量が約70 mL，安静時心拍数が約70回/分とすると，毎分心拍出量は70 mL×70回＝約5Lである.

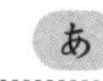

15 L→5 L　×

問題	解説と解答
● 7 □□ 大動脈圧が上昇すると心拍出量が増加する.	⑦ 大動脈圧が上昇すると心臓から大動脈に向かって血液が駆出しにくくなり，心拍出量は減少する.

看

増加→減少　×

6. 心電図

問題	解説と解答
● 1 □□ 心電図は心筋の収縮力を記録したものである.	① 心電図は心筋の活動電位の総和を体表から記録したものである．P，Q，R，S，T波が規則正しく出現する.

心筋の収縮力→心筋の活動電位の総和　×

問題	解説と解答
● 2 □□ 心電図のP波は心室の興奮を示す.	② P波は心房の興奮を反映する.

理・作/あ/柔/看

心室→心房　×

問題	解説と解答
● 3 □□ 心電図のQRS群は心室の興奮消退を示す.	③ QRS群は心室の興奮開始（脱分極）を表す.

理・作/鍼灸/あ/柔/薬

興奮消退→興奮開始　×

問　題　／　解説と解答

● 4　心電図のT波は心房の興奮を表す．
□
□

④T波は心室の興奮消退，すなわち心室筋の再分極過程を表す．

理・作／あ／柔

心房の興奮→心室の興奮消退　×

● 5　心電図の標準肢誘導の第Ⅱ誘導は右手と左手から導出する．
□
□

⑤標準肢誘導の第Ⅱ誘導は右手と左足から導出する．第Ⅰ誘導は右手と左手，第Ⅲ誘導は左手と左足から導出する．

理・作／柔

右手と左手→右手と左足　×

● 6　単極胸部誘導は胸部の６ヵ所に置いた電極から導出する．
□
□

⑥単極胸部誘導は心臓各部位の状態を直接的に把握することができる．

○

7．心筋の電気現象

● 1　心筋の活動電位の持続時間は骨格筋より短い．
□
□

①心筋の活動電位には Ca^{2+} 流入によるプラトー相があるため，骨格筋より持続時間が長い．

柔

短い→長い　×

● 2　心筋は骨格筋より活動電位の不応期が短い．
□
□

②心筋は骨格筋より活動電位の不応期が長い．心筋の不応期が長いことは，心臓がポンプとしての役割を果たすのに重要である．

鍼灸／あ

短い→長い　×

● 3　固有心筋の興奮は細胞内への Na^+ 流入から始まる．
□
□

③固有心筋の活動電位は，細胞内への Na^+ 流入（脱分極相），Ca^{2+} 流入（プラトー相），細胞外への K^+ 流出（再分極相）からなる．

理・作／柔／薬

○

問　題　　解説と解答

8. 心臓の神経支配

1　心筋は自律神経の二重支配を受ける．

① 心筋には交感神経と副交感神経（迷走神経）が分布する．

鍼灸/あ/柔/薬　○

2　心臓迷走神経は胸髄に起始する．

② 心臓迷走神経は延髄に起始する．心臓交感神経は胸髄に起始する．

鍼灸/薬　胸髄→延髄　×

3　心臓交感神経の活動が高まると頻脈になる．

③ 心臓交感神経の活動が高まると，頻脈，興奮伝導時間の短縮，心収縮力の増大が起こり，心拍出量が増加する．

理・作/鍼灸/柔/薬　○

4　心臓迷走神経の活動が高まると刺激伝導系の興奮伝導時間が短縮する．

④ 心臓迷走神経の活動が高まると，交感神経とは逆に，徐脈，興奮伝導時間の延長が起こり，心拍出量が低下する．

理・作/あ/薬　短縮→延長　×

5　副交感神経が放出するアセチルコリンは，心臓のニコチン受容体を刺激する．

⑤ 心臓のムスカリン受容体（M_2受容体）が刺激されると，K^+チャネルが開いて心臓が抑制される．

薬　ニコチン受容体→ムスカリン受容体　×

6　交感神経が放出するノルアドレナリンは，心臓のアドレナリンα_1受容体を刺激する．

⑥ 心臓のアドレナリン受容体はβ_1受容体である．

薬　α_1→β_1　×

問 題 | 解説と解答

9. 血管系

● 1 動脈の血管壁は外膜，中膜，内膜の三層構造を示す．
□
□

① 大部分の血管の血管壁は三層よりなるが，毛細血管壁は内膜一層のみからなる．

看

○

● 2 細動脈は容量血管である．
□
□

② 細動脈は血管抵抗が特に大きく抵抗血管とも呼ばれる．静脈は血液貯蔵所として働き，容量血管とも呼ばれる．

鍼灸/あ/柔

容量血管→抵抗血管 ×

● 3 抵抗血管は血流調節に重要である．
□
□

③ 細動脈の血管抵抗が変化することで組織への血流量が調節される．

鍼灸/あ

○

● 4 血流速度は毛細血管では静脈よりも速い．
□
□

④ 毛細血管部は，総断面積が非常に大きいので血流速度が血管の中で最も遅くなる．このため間質液と血液との間のガス交換・物質交換が行われやすい．

理・作/柔

速い→遅い ×

● 5 アミノ酸は毛細血管壁を透過できる．
□
□

⑤ 水や電解質やグルコース，アミノ酸などの小分子，O_2，CO_2などのガスが毛細血管壁を透過する．

○

● 6 膠質浸透圧は水分を間質液から毛細血管内へ吸引する力として働く．
□
□

⑥ 血漿タンパクは毛細血管壁を透過しにくい．血漿のタンパク質濃度は間質液より高いため，膠質浸透圧を生じる．

あ

○

問題	解説と解答
● 7　血漿アルブミンは膠質浸透圧の維持に重要である． □ □ 柔/看	⑦ 血漿タンパクの中でもアルブミンは70%を占めるため，膠質浸透圧の維持に重要である． ○
● 8　静脈還流量は骨格筋の収縮によって減少する． □ □ 理・作/鍼灸/看	⑧ 静脈還流量は骨格筋収縮により増加する．骨格筋の収縮・弛緩は静脈血をポンプのように押す（筋肉ポンプ）． 減少→増加　×
● 9　静脈弁は血液の逆流を防ぐ． □ □ 鍼灸/看/薬	⑨ 静脈弁は血液の逆流を防ぎ，静脈還流を促す． ○
●10　静脈還流量は呼息時より吸息時に少ない． □ □ 理・作/鍼灸/あ	⑩ 吸息時に胸腔内圧が低下することによって血液が胸腔内に吸引される． 少ない→多い　×
●11　血管収縮神経は細静脈に最も密に分布する． □ □ あ	⑪ 血管収縮神経（交感神経）は主に細動脈に分布する．神経活動が亢進すると，血管が収縮し，血流が減少する． 細静脈→細動脈　×

10. 血　圧

問題	解説と解答
● 1　体循環において，血圧は毛細血管部で最も低い． □ □ 理・作/あ/柔	① 血圧は大動脈，動脈，細動脈，毛細血管，細静脈，静脈，大静脈の順に低くなる． 毛細血管→大静脈　×

問　題	解説と解答
2　動脈圧は心臓の拡張期に最も高くなる． 理・作/あ/柔	② 動脈圧は心臓の収縮期に最も高くなり（最高血圧，収縮期血圧），拡張期に最も低くなる（最低血圧，拡張期血圧）． 高くなる→低くなる　×
3　座位では足部の収縮期血圧は上腕部より低い． 理・作	③ 足部の血圧には，上腕と足部の高さの差分だけ血液の重さによる静水圧がかかっている． 低い→高い　×
4　血圧の測定時にはマンシェットを心臓の高さに合わせる． 理・作	④ 心臓より高い位置では血圧が低くなり，心臓より低い位置では血圧が高くなるので，心臓の高さに合わせる． ○
5　脈圧は最高血圧と最低血圧との比である． 理・作/柔	⑤ 脈圧は最高血圧から最低血圧を引いたものである． 比→差　×
6　平均血圧は最低血圧に脈圧の 1/2 を加えた値に近い． 理・作/鍼灸/柔	⑥ 心臓の収縮期が拡張期よりも短いため，平均血圧は単純な平均値よりも低く，最低血圧に脈圧の 1/3 を加えた値に近い． 脈圧の 1/2→脈圧の 1/3　×
7　末梢血管抵抗（総末梢抵抗）が高まると血圧は低下する． 理・作/あ/柔/看	⑦ 総末梢血管抵抗が高まると血圧は上昇する．血圧（動脈圧）＝心拍出量×総末梢血管抵抗． 低下→上昇　×

問　題	解説と解答
●8 血液量が増加すると血圧は低下する. □□ 理・作/鍼灸/あ/柔/看	⑧ 血液量が増加すると静脈還流量が増加して心拍出量が増加する. このため血圧が上昇する. 低下→上昇 ✕
●9 血管断面積の縮小は血圧を下げる要因である. □□ 鍼灸/あ/柔	⑨ 血管断面積の縮小により血管抵抗が高まるため, 血圧が上がる. 下げる→上げる ✕
●10 細動脈が拡張すると, 血圧は上昇する. □□ 鍼灸	⑩ 内臓に分布する細動脈が拡張すると総末梢血管抵抗が低下するため, 血圧が下降する. 上昇→下降 ✕
●11 血管収縮神経の活動が高まると血圧が低下する. □□ 鍼灸	⑪ 血管収縮神経（交感神経）の活動が増加すると, 血管抵抗が高まるため, 血圧が上昇する. 低下→上昇 ✕
●12 太い動脈は弾性動脈と呼ばれる. □□ 柔	⑫ 太い動脈は弾性に富む. クッションのように心臓収縮期の圧を吸収し, 拡張期に圧を放出して血液を押し出す. ○
●13 血管壁の弾力性の低下は血圧を下げる要因である. □□ 鍼灸/あ/柔/看	⑬ 血管壁の弾力性が低下すると血管抵抗が高まり, 血圧が上がる. 一般に加齢に伴い弾力性が低下し, 血圧が上昇する. 下げる→上げる ✕
●14 血液粘度の増加は血圧低下の原因である. □□ 鍼灸/あ/柔	⑭ 血液粘度の増加により血管抵抗が増加し, 血圧が上昇する. 血圧低下→血圧上昇 ✕

問　題 | 解説と解答

11. 循環調節

●1 □□ 血管は伸展されると収縮しようとする性質をもつ.

① 血管壁の平滑筋は伸展されると筋固有性（筋原性）の働きで収縮する性質をもつ.

○

●2 □□ CO_2は血管収縮作用をもつ.

② 乳酸，CO_2，H^+，NO は血管拡張作用をもつ. エンドセリンは血管収縮作用をもつ.

鍼灸/柔

血管収縮作用→血管拡張作用　×

●3 □□ 心臓血管中枢は橋にある.

③ 心臓血管中枢（循環中枢）は脳幹の延髄にある. 循環中枢は自律神経を介して心臓と血管系を調節する.

理・作/あ/柔/薬

橋→延髄　×

●4 □□ 動脈圧受容器反射（圧受容器反射）の受容器は頸動脈小体にある.

④ 圧受容器反射の受容器は頸動脈洞と大動脈弓にある. 頸動脈小体は末梢性化学受容器である.

理・作/鍼灸

頸動脈小体→頸動脈洞と大動脈弓　×

●5 □□ 頸動脈洞の圧受容器は血圧を感知する.

⑤ 圧受容器は動脈圧の変化を検出する. 血圧が上昇すると圧受容器の活動が亢進する.

理・作/鍼灸/薬

○

●6 □□ 頸動脈洞反射の求心路は舌咽神経である.

⑥ 頸動脈洞と大動脈弓の圧受容器の興奮は，それぞれ舌咽神経と迷走神経を介して循環中枢へ伝えられる.

理・作/柔

○

問 題	解説と解答
●7 頸動脈洞を圧迫すると頻脈がみられる。 □□ 理・作/鍼灸	⑦ 頸動脈洞を圧迫すると，頸動脈洞の圧受容器が興奮して圧受容器反射が起こり，徐脈がみられる．頸のマッサージでも反射が起こる． 頻脈→徐脈 ×
●8 血圧が下がると，末梢血管支配の交感神経活動が減少する． □□ 理・作/鍼灸	⑧ 血圧が下がると血管を支配する交感神経活動が反射性に増加する．血圧上昇時には逆の反応が起こる． 減少→増加 ×
●9 圧受容器の興奮により反射性に心拍出量は増加する． □□ 理・作/鍼灸/あ/薬	⑨ 圧受容器の興奮により，心臓交感神経活動が低下，心臓迷走神経活動が亢進するため心拍出量は減少する． 増加→減少 ×
●10 血圧上昇時にみられる圧受容器反射では，副腎髄質からのカテコールアミン分泌が増加する． □□ 理・作/あ	⑩ 血圧上昇時の圧受容器反射では，副腎髄質支配の交感神経活動が低下してカテコールアミン分泌が減少する． 増加→減少 ×
●11 心肺部圧受容器は血液量をモニターしている． □□ 鍼灸/あ	⑪ 心肺部圧受容器（低圧受容器）は，心房と静脈の合流部や肺血管に存在し，血液量の変化を検出する． ○

12. 特殊な部位の循環

問 題	解説と解答
●1 心筋は心臓内腔を流れる血液によって栄養される． □□ あ/薬	① 心筋は心房・心室の中を流れる血液を利用できない．大動脈起始部から出た左右の冠状動脈が心筋を栄養する． 心臓内腔→冠状動脈 ×

問 題 / 解説と解答

● 2 左冠血管の血流は収縮期に増加する．
□
□

② 冠血流量は，心臓の収縮による影響を受ける．特に左心室の冠血流量は，収縮期に著しく妨げられる．

理・作

増加→減少 ×

● 3 肺動脈圧は大動脈圧と等しい．
□
□

③ 肺循環系の循環抵抗は著しく低いため，肺動脈圧は大動脈圧より低い．

理・作／鍼灸／あ／柔／看

大動脈圧と等しい→大動脈圧より低い ×

● 4 肝臓を流れる血液の大部分は肝動脈より流入する．
□
□

④ 肝臓では血液の約 70％は門脈から，約 30％は肝動脈から流入する．

薬

肝動脈→門脈 ×

● 5 脾臓には血液を蓄える働きがある．
□
□

⑤ 脾臓は血液貯蔵，血液ろ過の役割を果たす．多量の血液を含むため赤くみえる．

看

○

● 6 脳の毛細血管は，他の部位の毛細血管に比べて物質に対する透過性が高い．
□
□

⑥ 脳の毛細血管は他の部位の毛細血管に比べて物質に対する透過性が低い．これを血液脳関門という．

鍼灸／あ／薬

高い→低い ×

---

13. 運動時の循環調節

● 1 身体運動時に心拍出量は低下する．
□
□

① 激しい運動時に心拍出量は安静時の 5 倍にも達しうる．心拍出量の増加により，収縮期血圧は上昇する．

理・作

低下→増加 ×

問題	解説と解答
●2 身体運動時に脈拍数は増加する． □ □ 理・作	② 運動により心臓の交感神経活動が高まり，心拍数が増加する． ○
●3 身体運動時に筋血流量は低下する． □ □ 理・作／鍼灸／薬	③ 運動時には，骨格筋の血管は拡張し，筋血流量は増加する． 低下→増加　×
●4 身体運動時に腎血流量は増加する． □ □ 理・作／柔	④ 身体運動時には骨格筋の血流が著しく増加するが，肝臓・腎臓・脾臓・消化管などの腹部臓器の血流は減少する． 増加→減少　×
●5 身体運動時に冠血流量は低下する． □ □ 理・作	⑤ 運動時に冠状動脈の血流量は増加する．運動により心筋活動が増加し，代謝性に冠血管は拡張する． 低下→増加　×
●6 運動時に静脈還流量は低下する． □ □ 理・作	⑥ 運動時には骨格筋の収縮が静脈内の血液を押し出し，その結果，静脈還流量は増加する． 低下→増加　×
●7 運動時に脳血流量は減少する． □ □ 理・作	⑦ 脳の局所血流は活動に応じて変化するが，脳全体の血流はほぼ一定に保たれる． 減少する→変化しない　×
●8 運動負荷により皮膚血流は減少する． □ □ 理・作	⑧ 運動時に皮膚の血流は安静時の約4倍に増加する． 減少→増加　×

問 題	解説と解答
9 運動時には血液中のアドレナリン量が増加する.	⑨ 副腎髄質から分泌されたアドレナリンは，骨格筋血管のβ受容体に作用して筋血管を拡張させ筋血流を増加させる.
理・作/柔	○

14. リンパ系

問 題	解説と解答
1 間質液の一部はリンパ管から動脈に入る.	① 組織中の過剰な間質液（組織液）はリンパ系により回収される. リンパ管は最終的に左右の鎖骨下静脈に合流する.
看/薬	動脈→静脈 ×
2 リンパ系は間質液中の異物を取り除く機能をもつ.	② リンパ系に取り込まれた異物は，主にリンパ節で取り除かれる.
鍼灸/薬	○
3 小腸のリンパ系はアミノ酸を吸収する働きがある.	③ 小腸のリンパ系は消化された脂肪を吸収する. 小腸の絨毛内には毛細血管網のほか，リンパ管も発達している.
看	アミノ酸→脂肪 ×
4 リンパはリンパ管の収縮により運搬される.	④ リンパ管の平滑筋は自発的に収縮する. リンパ管には弁があるので，リンパ管が収縮するとリンパは一定方向へ流れる.
看	○
5 右上半身からのリンパは胸管から静脈に合流する.	⑤ 下半身と左上半身のリンパは胸管から，右上半身のリンパは右リンパ本幹から，それぞれ鎖骨下静脈に合流する.
理・作/あ/看/薬	右→左 ×

問　題	解説と解答
6　毛細リンパ管の透過性は毛細血管よりも低い． 理・作／あ	⑥ 毛細リンパ管は透過性が高く，水分に加えて，タンパク質や脂肪，異物を間質液から回収する． 低い→高い　×
7　組織液（間質液）の大部分は毛細リンパ管に吸収される． 理・作	⑦ 組織液（間質液）の大部分は毛細血管に，残りは毛細リンパ管に吸収される． 毛細リンパ管→毛細血管　×
8　組織液量（間質液量）が異常に減少した状態を浮腫という． 理・作	⑧ 浮腫は血漿膠質浸透圧の低下，リンパ管閉塞，毛細血管圧の上昇などにより，血漿中の水分が組織中に漏れ出て起こる． 減少→増加　×

難　　問

問　題	解説と解答
1　成人では正常心尖拍動は左第2肋間に触れる． 理・作	① 心尖（心臓の下部先端）は第5肋間の高さにある． 第2肋間→第5肋間　×
2　洞房結節の興奮は細胞内への Na^+ 流入から始まる． 薬	② 洞房結節は固有心筋とは異なり，活動電位の脱分極相が Ca^{2+} 流入により起こる．歩調とり電位がみられる． Na^+ 流入→Ca^{2+} 流入　×
3　房室結節における興奮の伝導速度はノルアドレナリンにより低下する． 理・作／薬	③ ノルアドレナリン（ノルエピネフリン）は，心臓の興奮頻度，収縮力，刺激伝導系の興奮伝導速度を上昇させる． 低下→上昇　×

問題	解説と解答
◎ 4 発熱時に心拍数は減少する. □ □	④ 発熱により心拍数が増加する. 低体温時には心拍数が減少する.
理・作/鍼灸/あ	減少→増加 ×
◎ 5 心筋細胞内に流入する Ca^{2+} が増加すると心筋の収縮力が減少する. □ □	⑤ 心筋細胞では, 脱分極に続いて細胞外 Ca^{2+} が細胞内に流入すると筋小胞体から Ca^{2+} が細胞質に放出され, 収縮が起こる.
柔/薬	減少→増加 ×
◎ 6 心電図から平均電気軸が求められる. □ □	⑥ 平均電気軸は心電図からアイントーベンの三角形を用いて求められる. 心臓の起電力の方向を表す.
柔	○
◎ 7 心室性期外収縮は心電図から判読できる. □ □	⑦ 心室性期外収縮では, ペースメーカーではなく心室筋で生じた興奮により心室が収縮する. このため, 特有の心電図が現れる.
あ/柔	○
◎ 8 房室ブロックは心電図から判読できる. □ □	⑧ 房室ブロックでは心房と心室の間の伝導が障害されるため, PQ 間隔に異常が認められる.
あ/柔	○
◎ 9 心筋虚血は心電図から判読できる. □ □	⑨ 心筋虚血に伴う心筋の壊死を心筋梗塞という. 心筋梗塞の心電図では ST の上昇と異常に大きな Q 波がみられる.
あ/柔	○

問 題	解説と解答

●10 心電図で房室間興奮伝導時間を表すのはRR間隔である.
□
□

⑩ PQ（PR）間隔（P波の開始点から，QRS群の開始点まで）が房室間興奮伝導時間を表す．RR間隔からは心拍数が求められる．

理・作/鍼灸/柔/看

RR間隔→PQ間隔 ×

●11 仰臥位で最も血管内の圧が低いのは中心静脈圧である.
□
□

⑪ 右心房の近傍で測定する静脈圧を中心静脈圧という．

看

○

●12 仰臥位から立位になると下肢からのリンパの流れが増加する.
□
□

⑫ 仰臥位から立位になると重力の影響により下肢からのリンパの流れが減少する．

看

増加→減少 ×

●13 リンパ節では，樹状細胞がT細胞へ抗原提示を行う.
□
□

⑬ リンパ節は，抗原を集積・濃縮する場であり，抗原を取り込んだ樹状細胞がT細胞へ抗原提示を行う．

薬

○

●14 胎児循環で酸素飽和度の最も高い血液が流れているのは臍動脈である.
□
□

⑭ 臍静脈の血液は，胎盤でガス・物質交換した動脈血である．

看

臍動脈→臍静脈 ×

●15 胎児の卵円孔は心室中隔に位置する.
□
□

⑮ 胎児の卵円孔は，右心房と左心房の間（心房中隔）に存在する．

看

心室中隔→心房中隔 ×

第4章　呼　　吸

問　題　　解説と解答

1. 外呼吸と内呼吸

1　肺は，左右とも2葉からなる.
□
□

① 右肺は上・中・下葉，左肺は上・下葉よりなる.

あ/看/薬

左右とも2葉→右は3葉，左は2葉　×

2　外呼吸は組織呼吸とも呼ばれる.
□
□

② 外呼吸は肺呼吸とも呼ばれる．O_2とCO_2のガス交換を呼吸という.

理・作/薬

組織呼吸→肺呼吸　×

3　内呼吸とは外気と血液との間のガス交換をいう.
□
□

③ 内呼吸（組織呼吸）とは，細胞と血液との間のガス交換をいう．外気と血液との間のガス交換は外呼吸という.

理・作

外気→細胞（組織）　×

---

2. 呼吸器系の構造と機能

1　肺胞はガス交換の場である.
□
□

① 空気は気道を通って肺胞に達し，そこでガス交換が行われる.

柔/薬

○

2　肺胞は球状の小胞である.
□
□

② 肺胞はガスを含む小胞である．このガスを肺胞気という.

柔

○

問題	解説と解答
● 3 肺胞は毛細血管網に覆われている. □ □	③ 肺胞毛細血管中の血液と肺胞気との間でガス交換が行われる.
理・作/薬	○
● 4 気管支平滑筋は迷走神経活動の亢進によって弛緩する □ □	④ 気管支平滑筋は交感神経の興奮により弛緩，迷走（副交感）神経の興奮により収縮する.
理・作/鍼灸/あ/看/薬	迷走神経活動→交感神経活動 ×

3. 呼吸運動

問題	解説と解答
● 1 胸郭は呼息時に吸息時より拡大する. □ □	① 胸郭は吸息時に拡大し，呼息時に縮小する．胸郭は胸壁と横隔膜よりなる.
鍼灸/柔	拡大→縮小 ×
● 2 横隔膜と外肋間筋は吸息筋である. □ □	② 吸息を起こす骨格筋を吸息筋という．通常の吸息時に働く横隔膜と外肋間筋を特に主吸息筋という.
理・作/鍼灸/あ/柔/看/薬	○
● 3 安静吸息時に外肋間筋は弛緩する. □ □	③ 安静吸息時に外肋間筋は収縮する.
理・作/鍼灸/あ/柔/薬	弛緩→収縮 ×
● 4 横隔膜が収縮すると胸郭が狭くなる. □ □	④ 横隔膜は膜状の骨格筋で，呼息時にはドーム型である．吸息時に収縮すると腹腔側に沈下して胸郭が拡大する.
理・作/あ/看/薬	狭くなる→広くなる ×

問 題	解説と解答
5 吸息時に肋骨が下がる. □□	⑤吸息時には，外肋間筋の収縮により肋骨が挙上して，胸郭が前上方へ拡がる.
理・作/鍼灸/あ	下がる→挙上する ✕
6 主に横隔膜の運動による呼吸を胸式呼吸という. □□	⑥横隔膜による呼吸を腹式呼吸，肋間筋による呼吸を胸式呼吸という.
理・作/鍼灸/あ/看	胸式呼吸→腹式呼吸 ✕
7 胸鎖乳突筋は安静吸息時に収縮する. □□	⑦深い吸息時には主吸息筋（外肋間筋と横隔膜）に加えて胸鎖乳突筋，斜角筋，大胸筋などの補助吸息筋が収縮する.
理・作/あ	安静吸息時→深い吸息時（深呼吸時） ✕
8 努力性呼吸の呼息時に内肋間筋が弛緩する. □□	⑧積極的な呼息時には内肋間筋や腹壁筋（腹直筋，腹斜筋など）が収縮して胸郭がさらに狭くなる.
理・作/あ/柔/看	弛緩→収縮 ✕
9 胸腔内圧（胸膜腔内圧）は常に陰圧に保たれている. □□	⑨胸腔内の圧は大気圧より低く（陰圧）保たれているため，肺は常時引き伸ばされた状態にある.
理・作/鍼灸/あ/柔/看/薬	○
10 胸腔内圧は吸息時に上昇する. □□	⑩容積が大きくなると内圧は下がる. 吸息時に胸腔の容積が大きくなることで，陰圧の胸腔内圧がより低下する.
鍼灸/あ/柔	上昇→低下 ✕
11 呼息時の肺の収縮には肺の弾力性も関与する. □□	⑪肺は弾性線維に富むため，呼息時に胸腔内圧の陰圧度が減少すると縮む.
看	○

問　題	解説と解答
○12　呼息時の肺胞内圧は陰圧である． □ □	⑫ 呼息時には肺胞内圧が僅かに陽圧になることで，肺胞気が呼出される．吸息時には逆に陰圧となる．

柔/看

陰圧→陽圧　×

4. 肺 機 能

問　題	解説と解答
○1　健康成人の安静時の1回換気量は約 80 mL である． □ □	① 1回換気量は，安静呼吸時に1回の吸息または呼息で出入りする空気の量をいう．健康成人では約 500 mL である．

理・作/鍼灸/あ/看

80 mL→500 mL　×

参照事項

■肺気量

A：スパイロメーターを用いて肺気量を求めた曲線（スパイログラム）とその分画

B：肺気量の分画を肺胞の大きさで模式的に示す

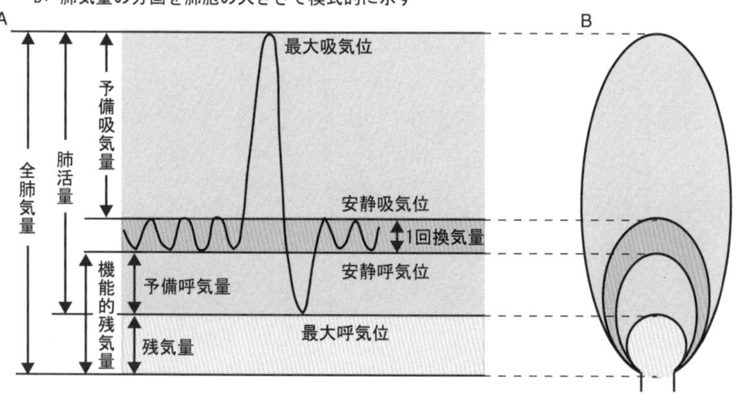

図は内田さえ他「生理学」第3版，医歯薬出版，2014 より．

問　題	解説と解答

● 2　予備吸気量は安静時の吸息の後に努力して吸い込むことのできる空気量である.
□
□

② 健康成人の予備吸気量は約 2〜3 L である.

理・作/あ/柔

○

● 3　健康成人の予備吸気量は予備呼気量よりも少ない.
□
□

③ 予備呼気量は約 1 L で，予備吸気量よりも少ない．予備呼気量は安静呼息後さらに吐き出せる呼気量をいう.

理・作/鍼灸/あ/柔

少ない→多い　×

● 4　肺活量は予備呼気量と予備吸気量の和である.
□
□

④ 肺活量は予備呼気量と予備吸気量と 1 回換気量の和である.

理・作/あ/柔/看

予備呼気量と予備吸気量→予備呼気量と予備吸気量と 1 回換気量　×

● 5　肺活量は肺の最大容量である.
□
□

⑤ 肺活量は 1 回の呼吸で可能な最大の換気量のことである．肺の最大容量は全肺気量である.

理・作/鍼灸/あ/柔/看/薬

肺の最大容量→1 回の呼吸で可能な最大換気量　×

● 6　健康成人男子の肺活量は約 8 L である.
□
□

⑥ 健康成人男子の肺活量は約 3〜5 L である．肺活量は体格，年齢，性別，生活様式などにより異なる.

理・作

8 L→3〜5 L　×

● 7　残気量は安静時の呼息の後に肺に残る空気量である.
□
□

⑦ 残気量は最大呼息の後に肺に残る空気量である．安静呼息の後に肺内に残る空気量は機能的残気量と呼ばれる.

理・作/柔/看

安静時の呼息→最大呼息　×

● 8　健康成人の残気量は約 150 mL である.
□
□

⑧ 健康成人の残気量は約 1〜1.5 L である.

理・作/鍼灸

150 mL→1〜1.5 L　×

問 題 | 解説と解答

●9 肺の機能的残気量は残気量と予備呼気量との和である.
□
□

⑨ 機能的残気量のために肺胞内のガスの状態が安定に保たれ，ガス交換が一定に行われる.

理・作/鍼灸/柔/看

○

●10 全肺気量はスパイロメーターで測定できる.
□
□

⑩ 全肺気量は肺活量と残気量の和である．肺活量はスパイロメーターで測定できるが，残気量は測定できない.

理・作/看

測定できる→測定できない ×

●11 成人の1分間の安静時呼吸数は約8回である.
□
□

⑪ 成人の1分間の安静時呼吸数は約12～20回である．呼吸数は新生児では多く，成熟に伴って減少する.

理・作/あ

8回→12～20回 ×

●12 健康成人の死腔量は約1Lである.
□
□

⑫ 健康成人の死腔量は約150 mLである．気道の空間のようにガス交換に関与しない容積を死腔という.

理・作/鍼灸/柔

1L→150 mL ×

●13 肺胞換気量は1回換気量と死腔量との和である.
□
□

⑬ 肺胞換気量は1回換気量から死腔量を差し引いた量である．分時肺胞換気量は肺胞換気量に呼吸数をかけた値である.

鍼灸

和→差 ×

●14 努力肺活量は強制呼気量とも呼ばれる.
□
□

⑭ 努力肺活量（強制呼気量）は最大吸気位から最大の速度で吐き出した肺活量である.

理・作

○

問　題	解説と解答
●15　1秒量は最大吸気から1秒間で呼出できる量である．□□　理・作	⑮最大吸気から最初の1秒間に吐くことができる空気の量である．1秒率＝1秒量÷努力肺活量×100％で表される．　○
●16　1秒率は80％以上が正常である．□□　理・作／柔／看／薬	⑯閉塞性肺疾患では気道抵抗が高まるため1秒率が低下する．　80％→70％　×
●17　％肺活量は80％以上が正常である．□□　理・作	⑰年齢，性別，身長から算出された予測肺活量（基準値）に対する実測肺活量の比率を％肺活量という．％肺活量＝肺活量÷予測肺活量×100％で表される．　○
●18　拘束性肺疾患では％肺活量が低下する．□□　理・作	⑱拘束性肺疾患では肺を十分に広げることができないので％肺活量が低下する．　○

5. ガス交換とガスの運搬

問　題	解説と解答
●1　肺胞内のO_2は能動輸送により血液中に入る．□□　鍼灸／あ／柔／看／薬	①肺胞内O_2は拡散により血液中に入る．　能動輸送→拡散　×

参照事項　肺におけるガス交換と組織におけるガス交換☞64頁参照

問　題	解説と解答
2　肺胞気は静脈血よりも O_2 分圧が低い。	② ガス拡散は分圧の高い方から低い方へガスが移動する．O_2 分圧は吸気・肺胞・動脈血・静脈血の順に低くなる．
鍼灸/あ/柔/看	低い→高い　×
3　肺胞気 O_2 分圧は約 100 mmHg である。	③ O_2 分圧は，1気圧の状態で大気（吸気）は約 160 mmHg，肺胞気は約 100 mmHg である．
	○
4　動脈血 O_2 分圧（PaO_2）の正常値は約 70 mmHg である。	④ 動脈血 O_2 分圧（PaO_2）の正常値は約 95 mmHg である．
理・作/鍼灸/柔/看	70 mmHg→95 mmHg　×
5　動脈血 CO_2 分圧（$PaCO_2$）の正常値は約 60 mmHg である。	⑤ 動脈血 CO_2 分圧（$PaCO_2$）の正常値は約 40 mmHg である．40 mmHg を 40 Torr（トル）とも表現する．
理・作/看/薬	60 mmHg→40 mmHg　×
6　組織におけるガス交換には拡散が関与する。	⑥ 肺呼吸，組織呼吸ともにガス交換は拡散による．
鍼灸/あ/柔	○
7　血液中の O_2 の大部分は血漿に溶解して運搬される。	⑦ 血液中の O_2 の大部分は赤血球内のヘモグロビンと結合して運搬される．
理・作/鍼灸/柔/看/薬	血漿に溶解→ヘモグロビンに結合　×
8　赤血球内の酸素化ヘモグロビンの割合は血中の O_2 分圧が高いほど減少する。	⑧ 血中の O_2 分圧が高いほど酸素化ヘモグロビンの割合が増える．チアノーゼでは還元ヘモグロビンが増える．
鍼灸/あ/柔/看	減少→増加　×

問題	解説と解答
9 血中の CO_2 の大部分は重炭酸イオンとして運搬される. □ □	⑨ 赤血球中の炭酸脱水酵素の働きにより，CO_2は水と反応して重炭酸イオン（炭酸水素イオン，HCO_3^-）となる. $CO_2+H_2O \Leftrightarrow H_2CO_3 \Leftrightarrow H^+ + HCO_3^-$
鍼灸/柔/看/薬	○
10 動脈血中 CO_2 が減るとヘモグロビンから酸素が離れやすくなる. □ □	⑩ 動脈血 CO_2が上昇するとヘモグロビンから酸素が解離しやすくなる.
理・作/柔	減る→増える ✕
11 ヘモグロビンは CO_2の運搬にも関与する. □ □	⑪ 血中 CO_2の約80%はHCO_3^-として，約10%はヘモグロビンと結合して，約10%は物理的に溶解して存在する.
鍼灸/あ/柔	○
12 肺呼吸は血液の酸塩基平衡の維持に関与する. □ □	⑫ 肺呼吸は血中 CO_2を呼気中に排出することにより，血中 H^+を減らす.
鍼灸/あ/柔/看	○
13 呼吸性アルカローシスは換気低下で起こる. □ □	⑬ 呼吸性アルカローシスは過換気で起こる．換気低下では呼吸性アシドーシスが起こる.
理・作/鍼灸/看	換気低下→過換気 ✕
14 呼吸性アルカローシスでは $PaCO_2$（動脈血 CO_2分圧）が増加する. □ □	⑭ 呼吸性アルカローシスでは CO_2が過度に排出されるので，$PaCO_2$が低下し，血液の pH が上昇する．尿はアルカリ性となる.
理・作/柔	増加→低下 ✕

問　題　　解説と解答

15 呼吸性アシドーシスは CO_2 が体外に過剰に排泄された場合に起こる.

⑮ 呼吸性アシドーシスは CO_2 が体内に過剰に蓄積された場合に起こる. CO_2 の蓄積により血液の pH が低下する.

理・作/鍼灸/柔/看

体外に過剰に排泄→体内に過剰に蓄積　×

6. 呼吸運動の調節

1 呼吸中枢は扁桃体にある.

① 呼吸中枢は脳幹の延髄にある. 呼吸のリズムは呼吸中枢の呼息ニューロンと吸息ニューロンにより形成される.

理・作/あ/柔/看/薬

扁桃体→延髄　×

2 呼吸中枢からの指令は迷走神経により呼吸筋に伝えられる.

② 呼吸中枢からの指令は運動神経である肋間神経により肋間筋に, 横隔神経により横隔膜に伝えられる.

薬

迷走神経→肋間神経や横隔神経　×

3 頸動脈小体は血中 O_2 分圧の低下を感受する.

③ 頸動脈小体と大動脈体は血中の O_2 分圧低下, CO_2 分圧増大, pH 低下を感受する化学受容器である.

理・作/鍼灸/柔

○

4 動脈血 O_2 分圧の低下は呼吸を抑制する.

④ 動脈血 O_2 分圧の低下は化学受容器で感受されて呼吸中枢に伝えられ, 反射性に呼吸を促進する.

理・作/鍼灸/あ/看

抑制→促進　×

5 $PaCO_2$ 上昇は呼吸運動を抑制する.

⑤ $PaCO_2$ 上昇は化学受容器で感受されて呼吸中枢に伝えられ, 呼吸運動を促進する.

理・作/鍼灸/看

抑制→促進　×

問　題 | 解説と解答

●6　血中水素イオン濃度の上昇は呼吸を抑制する．
□
□

⑥ 血中水素イオン濃度の上昇（pH 低下）は化学受容器で感受されて呼吸中枢に伝えられ，呼吸を促進する．

理・作/鍼灸/あ/看/薬

抑制→促進　×

●7　化学受容器反射は体液 pH のホメオスタシスに関与する．
□
□

⑦ 体液の pH が低下すると化学受容器反射により呼吸が促進され，CO_2が排出されて体液の pH は元に戻る．

鍼灸/看

○

●8　舌咽神経は，化学受容器からの情報を呼吸中枢へ伝える．
□
□

⑧ 頸動脈小体からの情報は舌咽神経，大動脈体からの情報は迷走神経を介して呼吸中枢へ伝えられる．

理・作/柔

○

●9　代謝性アシドーシスでは呼吸が抑制される．
□
□

⑨ 代謝性アシドーシスでは化学受容器反射が起こって呼吸が促進される．

理・作/柔

抑制→促進　×

●10　ヘーリング・ブロイエル反射は呼息から吸息への切り替えを促進する．
□
□

⑩ ヘーリング・ブロイエル反射は吸息から呼息への切り替えを促進する．

鍼灸/柔

呼息から吸息→吸息から呼息　×

●11　ヘーリング・ブロイエル反射には迷走神経が関与する．
□
□

⑪ 吸息による肺伸展受容器の興奮は迷走神経を介して呼吸中枢に伝えられ，吸息中枢を抑制する．

理・作/鍼灸/柔

○

●12　鼻粘膜刺激によりくしゃみ反射が起こる．
□
□

⑫ 粘膜の刺激によるくしゃみ反射（くさめ反射）は防御反射のひとつである．

柔

○

問　題 | 解説と解答

● 13　肺胞の刺激で咳反射が起こる.
□
□

⑬ 咳反射は気管・気管支の刺激で吸気相と呼気相の間に起こる．声門の閉鎖と胸腔内圧の上昇がみられる．反射中枢は脳幹にある.

理・作

肺胞→気管・気管支　×

7. 運動時の呼吸調節

● 1　運動時には呼吸数が増加する.
□
□

① 筋運動を始めると速やかに呼吸が促進され，酸素摂取量が増加する．呼吸数，1回換気量ともに増加する.

理・作/鍼灸

○

● 2　運動時には分時換気量は増加する.
□
□

② 分時換気量＝1回換気量×呼吸数/分である．運動時には分時換気量は安静時の10倍にも達しうる.

理・作/鍼灸/あ

○

難　問

● 1　肺表面は胸膜により覆われている.
□
□

① 肺胸膜は肺の表面を，壁側胸膜は胸壁の内側を覆う.

薬

○

● 2　肺胞壁は平滑筋よりなる.
□
□

② 肺胞壁は肺胞上皮細胞よりなる．肺胞壁は非常に薄くガスが拡散しやすい.

薬

平滑筋→肺胞上皮細胞　×

● 3　肺胞上皮細胞のうちガス交換に関与するのはⅡ型肺胞上皮細胞である.
□
□

③ 肺胞上皮細胞にはⅠ型とⅡ型がある．ガス交換に関与するのはⅠ型である．Ⅱ型は表面活性物質を分泌する.

薬

Ⅱ型肺胞上皮細胞→Ⅰ型肺胞上皮細胞　×

問 題	解説と解答
● 4 肺胞で分泌される表面活性物質は，肺胞の表面張力を増大させる． □ □ 柔/看/薬	④ 肺の表面活性物質（サーファクタント）は表面張力を弱めて，肺胞を拡大しやすくする． 増大→低下 ×
● 5 肺胞にはマクロファージが存在する． □ □ 薬	⑤ 肺胞マクロファージは，強い貪食作用により肺胞内の異物を除去する． ○
● 6 肺胸膜に穿孔が起こると胸腔内圧が低下する． □ □ 柔	⑥ 肺胸膜や胸壁に孔が開くと胸腔内に空気が流入する．このため胸腔内圧が上昇して大気圧に近づく（気胸）． 低下→上昇 ×
● 7 肺胞の伸展性（コンプライアンス）の減少は呼吸障害の原因になる． □ □ 理・作/柔	⑦ 拘束性肺疾患では肺コンプライアンスの減少がみられる．肺線維症では拘束性換気障害を起こす． ○
● 8 死腔量の増大は呼吸障害の原因になる． □ □ 柔	⑧ 肺循環障害などの肺疾患の際には死腔量が増加する． ○
● 9 動脈血酸素飽和度（SaO_2）の正常値は約90%である． □ □ 看	⑨ SaO_2の正常値は約97%である．つまり，動脈血中のヘモグロビンの約97%が酸素化ヘモグロビンとなっている． 90%→97% ×
● 10 赤血球内の酸素化ヘモグロビンの割合は，血中のH^+濃度が高くなると増加する． □ □ 理・作/柔/薬	⑩ 赤血球内の酸素化ヘモグロビンの割合は，血中のH^+濃度の上昇（pHの低下）やCO_2分圧の上昇により低下する． 増加→低下 ×

4 難問

問　題	解説と解答
●11 赤血球中のヘモグロビンの酸素結合度は温度が上がると上昇する。 □□ 理・作/柔	⑪ 温度が上昇するとヘモグロビンの酸素結合度が低下し，ヘモグロビンの酸素解離曲線は右下方にシフトする． 上昇→低下 ×
●12 赤血球中のヘモグロビンの酸素結合度はDPG（2,3-ジフォスフォグリセリン酸）の増加によって上昇する． □□ 理・作/柔	⑫ DPG は O_2 と競合してヘモグロビンの酸素結合度を低下させる．DPG は赤血球内の嫌気的解糖系中間産物である． 上昇→低下 ×
●13 カルバミノ化合物は CO_2 の運搬に関与する． □□ 柔	⑬ 血中 CO_2 の一部（約 10%）はヘモグロビンや血漿タンパクと結合し，カルバミノ化合物として溶解している． ○
●14 血中ヘモグロビンが一酸化炭素と結合すると血液は暗赤色になる． □□ 看	⑭ 一酸化炭素は酸素に比べヘモグロビンとの親和性が著しく高い．一酸化炭素がヘモグロビンと結合すると，血液は鮮紅色を示し，血液の酸素運搬力は失われる． 暗赤色→鮮紅色 ×
●15 カプサイシンの吸入により咳反射が誘発される． □□ 理・作	⑮ 気道の病態解析のために行われる咳嗽誘発試験では，気道の刺激にカプサイシンなどが用いられる． ○
●16 運動時には肺拡散能が低下する． □□ 理・作/看	⑯ 運動時には肺拡散能が増大する．これは運動時には肺胞毛細血管の面積（ガス交換面積）が増加するためである． 低下→増大 ×

問 題 | 解説と解答

17 無呼吸から深い呼吸，深い呼吸から無呼吸への変動が繰り返される呼吸型をチェイン-ストークス呼吸という．
□
□

⑰ チェイン-ストークス呼吸は脳疾患，尿毒症，各種中毒などでみられる．

柔/看 ○

18 呼吸頻度が正常で，深さが深くなった呼吸を過呼吸という．
□
□

⑱ 呼吸頻度が正常で，深さが深くなった呼吸を過呼吸，浅くなった呼吸を減呼吸という．

看 ○

19 血液の pH の低下はクスマウル呼吸の原因となる．
□
□

⑲ クスマウル呼吸は深い呼吸が規則正しく続く過呼吸である．糖尿病などで代謝性アシドーシスとなり，血中 pH が低下することによって起こる．

理・作/鍼灸/薬 ○

4 参照事項

■肺におけるガス交換と組織におけるガス交換

図中の数字はガス分圧（単位：mmHg）

吸気
O_2 158
CO_2 0.3

呼気
O_2 116
CO_2 32

肺胞
O_2
100
CO_2
40

静脈血
O_2 40
CO_2 46

O_2 95
CO_2 40
動脈血

毛細血管

静脈血
O_2 40
CO_2 46

O_2 95
CO_2 40
動脈血

組織
CO_2
40〜70
O_2
0〜40

図は内田さえ他「生理学」第3版，医歯薬出版，2014より．

第5章　消化と吸収

問　題　　解説と解答

1．咀嚼・嚥下

1　咀嚼運動には不随意的要素がある．

①咀嚼は随意運動と無意識に起こる反射運動との組合せで行われる．

理・作/看　○

2　嚥下の口腔相は不随意運動である．

②嚥下は口腔相，咽頭相，食道相よりなる．口腔相は舌により食塊を咽頭に送る随意運動である．

理・作/鍼灸/あ/看　不随意運動→随意運動　×

3　嚥下の咽頭相は随意運動である．

③咽頭相は食塊が咽頭に触れることにより誘発される反射運動である．

理・作/あ/看　随意運動→不随意（あるいは反射）運動　×

4　食塊が喉頭粘膜に触れると嚥下反射が起こる．

④食塊が咽頭粘膜に触れると嚥下反射が起こる．嚥下反射とは不随意的に起こる嚥下の咽頭相，食道相をさす．

理・作/鍼灸/看　喉頭粘膜→咽頭粘膜　×

5　嚥下の咽頭相では喉頭蓋は閉鎖する．

⑤喉頭蓋は気管入り口のふたである．咽頭相で閉鎖して（喉頭蓋反転），食塊が気管に入ること（誤嚥）を防ぐ．

理・作　○

問　題	解説と解答
6　嚥下の際に軟口蓋が挙上すると気管への通路が塞がれる． 理・作/鍼灸/看	⑥ 嚥下の際に，軟口蓋が挙上するため鼻腔への通路が塞がれる． 気管→鼻腔　×
7　嚥下反射が起こっているときは呼吸が一時止まる． 理・作	⑦ 嚥下反射の咽頭相では1〜2秒の間，呼吸は抑制される． ○
8　嚥下反射で喉頭は挙上する． 理・作	⑧ 嚥下の咽頭相では，舌骨の挙上と同時に喉頭が上前方に挙上され，喉頭蓋が閉鎖される． ○
9　食塊が食道に入るとき輪状咽頭筋は収縮する． 理・作	⑨ 食道口は平常は閉じているが，食塊により咽頭が刺激されると輪状咽頭筋が弛緩して食道口が開く． 収縮→弛緩　×
10　嚥下の食道相では食道の蠕動運動により食塊が移動する． 理・作/看	⑩ 食道相では食塊は胃に向かって移送される． ○
11　嚥下反射の中枢は中脳にある． 理・作/あ	⑪ 嚥下反射の中枢は延髄にある． 中脳→延髄　×

2. 唾　液

問　題	解説と解答
1　唾液は消化酵素を含む． 理・作/鍼灸/あ/柔/看	① 唾液は大部分が水分で消化酵素（唾液アミラーゼ）とムチンを含む．唾液アミラーゼをプチアリンともいう． ○

問題	解説と解答

● 2　唾液アミラーゼはタンパク質を分解する．
□
□

② 唾液αアミラーゼはデンプンをデキストリンやマルトース（麦芽糖）に分解する．

理・作/鍼灸/あ/柔/看

タンパク質→デンプン　×

● 3　唾液のムチンは口腔粘膜を保護する．
□
□

③ ムチンは粘液であり，粘膜保護や食塊を滑らかにする役割をもつ．

理・作

○

● 4　唾液は口腔粘膜から分泌される．
□
□

④ 唾液は唾液腺から分泌される．唾液腺には耳下腺，舌下腺，顎下腺がある．1 日に 0.5～1.5 L 分泌される．

理・作/鍼灸

口腔粘膜→唾液腺　×

● 5　唾液の分泌は神経性調節を受ける．
□
□

⑤ 唾液分泌は交感神経と副交感神経の支配を受ける．唾液分泌中枢は主に延髄にある．

理・作/鍼灸/あ/柔

○

● 6　唾液分泌は交感神経の興奮で抑制される．
□
□

⑥ 交感神経は一般に消化液の分泌を抑制する．しかし唾液は例外で，交感神経により唾液分泌が促進される．

理・作

抑制→促進　×

● 7　唾液分泌は副交感神経の興奮で抑制される．
□
□

⑦ 交感・副交感神経ともに唾液分泌を促進する．主要な分泌神経は副交感神経で，大量の漿液性唾液を分泌させる．

理・作/鍼灸/薬

抑制→促進　×

● 8　食塊によって口腔粘膜が刺激されると唾液分泌が促される．
□
□

⑧ 口腔粘膜，舌，咽頭粘膜の刺激は反射性に唾液分泌を誘発する．このような生得的反射を無条件反射という．

○

5　2 唾液

問　題	解説と解答
● 9　梅干しを見て起こる唾液分泌は無条件反射による. □ □	⑨ 梅干しを見て起こる唾液分泌は条件反射による. 生後, 条件づけにより獲得する反射である.
柔	無条件反射→条件反射　×

3. 胃運動

問　題	解説と解答
● 1　胃の蠕動運動は幽門から噴門に向かって起こる. □ □	① 蠕動運動は消化管の口側から肛門側へ伝わる. 胃では胃の入り口の噴門から出口の幽門に伝わる.
理・作／薬	幽門から噴門→噴門から幽門　×
● 2　胃の蠕動運動は胃壁の横紋筋の作用による. □ □	② 消化管を構成する筋は基本的に平滑筋である. 胃の筋層は３層あり, 内側から, 斜走筋・輪走筋・縦走筋である.
理・作／柔／薬	横紋筋→平滑筋　×
● 3　胃の運動は迷走神経の興奮により抑制される. □ □	③ 迷走神経（副交感神経）は胃の緊張性を高め, 蠕動運動を促進する.
理・作／鍼灸／あ／柔／薬	抑制→促進　×
● 4　胃の運動は交感神経の興奮により促進される. □ □	④ 胃運動は副交感神経により促進, 交感神経により抑制される.
柔／薬	促進→抑制　×
● 5　十二指腸の伸展により胃運動は抑制される. □ □	⑤ 十二指腸の伸展による胃運動の抑制反射を小腸-胃反射という.
柔	○
● 6　嘔吐の際には喉頭蓋が開く. □ □	⑥ 嘔吐の際には喉頭蓋が閉鎖し, 吐物の気管内流入を防ぐ.
あ	開く→閉鎖する　×

問　題　　解説と解答

● 7　嘔吐の際には腹腔内圧が低下する.
□
□

⑦ 嘔吐の際には横隔膜と腹筋が収縮するため，腹腔内圧が上昇する.

あ

低下→上昇　×

4. 胃　液

● 1　成人の胃液のpHは約6である.
□
□

① 成人の胃液は pH 1〜2 の強酸である.

理・作／あ／看

6→1〜2　×

● 2　胃液は塩酸を含む.
□
□

② 胃液には，塩酸（HCl）のほか，消化酵素，ムチンなどが含まれる.

あ

○

● 3　胃液はタンパク分解酵素を含む.
□
□

③ 胃液にはペプシンというタンパク分解酵素が含まれる．タンパク質の分解は胃から始まる.

理・作／鍼灸／あ／柔／看

○

● 4　胃腺の主細胞は塩酸を分泌する.
□
□

④ 胃腺の主細胞はペプシノゲンを分泌する．胃腺の壁細胞，粘液細胞，内分泌細胞は各々異なる成分を分泌する.

理・作／鍼灸／あ／柔／看／薬

塩酸→ペプシノゲン　×

● 5　胃腺の壁細胞はペプシンを分泌する.
□
□

⑤ 壁細胞は塩酸を胃腔内に分泌する.

あ／柔／看／薬

ペプシン→塩酸　×

● 6　胃腺の粘液細胞はムチンを分泌する.
□
□

⑥ ムチンは胃液の胃酸から粘膜を保護する粘液である．粘液細胞を副細胞ともいう.

鍼灸／あ／看／薬

○

問題	解説と解答
●7　胃腺の内分泌細胞はガストリンを分泌する.	⑦ガストリンは消化管ホルモンの1つであり，幽門腺のG細胞から血中に分泌される.
理・作/鍼灸/あ/柔/看/薬	○
●8　ガストリンは胃の塩酸分泌を抑制する.	⑧消化管ホルモンのガストリンは塩酸分泌を刺激する.
鍼灸/柔/看/薬	抑制→促進　×
●9　ペプシノゲンはムチンで活性化される.	⑨ペプシノゲンは塩酸によって活性化されてペプシンになる.
鍼灸/あ/看/薬	ムチン→塩酸　×
●10　胃液の塩酸は殺菌作用をもつ.	⑩胃酸は強酸であるので，胃内容を殺菌，消毒する作用をもつ.
あ/看/薬	○
●11　胃液の塩酸はペプシンの作用を抑制する.	⑪胃液の塩酸はペプシンの作用を促進する．ペプシンの活性はpH2付近で最も高い.
あ/柔/薬	抑制→促進　×
●12　ペプシンは脂質を分解する.	⑫ペプシンはタンパク質をポリペプチドに分解する.
理・作/柔/看	脂質→タンパク質　×
●13　胃液中の内因子はビタミンDの吸収に必要である.	⑬内因子はビタミンB_{12}の小腸（回腸）での吸収に必要である.
理・作/鍼灸/柔/看/薬	ビタミンD→ビタミンB_{12}　×

参照事項　**栄養素の主な消化過程**☞87頁参照

問　題 | 解説と解答

●14　胃液分泌の調節にはホルモンが関与する．
□
□

鍼灸/あ/柔

⑭ 胃液分泌の調節には胃から分泌されるガストリン，十二指腸から分泌されるセクレチンなどのホルモンが関わる．

○

●15　胃液分泌の頭相（脳相）には迷走神経が関与する．
□
□

理・作/鍼灸/柔

⑮ 胃液分泌の頭相では，味覚・嗅覚や口腔粘膜の刺激により迷走神経が働き，食物が胃に入る前に胃液が分泌される．

○

●16　胃液分泌の胃相は主に迷走神経の作用による．
□
□

理・作/鍼灸/柔/看

⑯ 胃相の胃液分泌は，食物が胃に入った伸展刺激や化学刺激により主にガストリンの作用で起こる．

迷走神経→ガストリン　×

●17　胃液分泌の腸相ではセクレチンが分泌される．
□
□

理・作/鍼灸/柔/看

⑰ 十二指腸内へ酸性内容物が入ると十二指腸粘膜からセクレチンが分泌され，胃液分泌を抑制する．

○

●18　副交感神経の興奮は胃液分泌を抑制する．
□
□

理・作/鍼灸/柔/看

⑱ 胃液分泌・胃運動は副交感神経（迷走神経）により促進，交感神経により抑制される．

抑制→促進　×

●19　ヒスタミンは，胃液分泌を促進する．
□
□

理・作/薬

⑲ 消化管から分泌されるヒスタミンは，胃液分泌を促進する．

○

●20　聴覚刺激による胃液分泌は無条件反射である．
□
□

理・作/柔/看

⑳ 聴覚や視覚による胃液分泌は条件づけによって起こる条件反射である．

無条件反射→条件反射　×

問　題 | 解説と解答

5. 小腸運動

● 1　分節運動は縦走筋の働きによって起こる.

① 分節運動は輪走筋の収縮と弛緩によって起こる. 腸内容の混和に役立つ. 蠕動運動も主に輪走筋による運動である.

看/薬

縦走筋→輪走筋　×

● 2　振子運動は腸内容物の移送に役立つ.

② 振子運動は腸内容の混和に役立つ. 振子運動は縦走筋による腸管の縦方向の伸縮運動である.

薬

移送→混和　×

● 3　小腸運動は交感神経の興奮により促される.

③ 小腸運動は交感神経により抑制され, 副交感神経（迷走神経）により亢進される.

薬

交感神経→副交感神経　×

6. 膵　液

● 1　膵液は空腸に排出される.

① 膵液は膵臓の外分泌腺で産生・分泌され, 十二指腸に排出される.

柔/薬

空腸→十二指腸　×

● 2　膵液は弱アルカリ性である.

② 膵液はpH約8で弱アルカリ性である. 膵液は重炭酸ナトリウム（炭酸水素ナトリウム, $NaHCO_3$）を含む.

鍼灸/あ/柔/看/薬

○

● 3　膵液は胃から排出された内容物を中和する.

③ 膵液中の $NaHCO_3$ が胃からの酸性糜汁を中和する. この作用は膵液酵素が働くために不可欠である.

理・作/あ/柔/薬

○

問　題	解説と解答
● 4　膵液中のタンパク分解酵素はペプシンである．□□	④ 膵液中のタンパク分解酵素はトリプシンとキモトリプシンである．これらはタンパク質をペプチドに分解する．
理・作／あ／柔／看／薬	ペプシン→トリプシンとキモトリプシン　×
● 5　膵液はリパーゼを含む．□□	⑤ リパーゼは脂肪分解酵素である．
理・作／あ／柔／看	○
● 6　膵液はヌクレアーゼを含む．□□	⑥ ヌクレアーゼは核酸分解酵素である．
理・作／あ	○
● 7　膵液はアミラーゼを含む．□□	⑦ αアミラーゼはデンプンをデキストリンやマルトースに分解する．膵液アミラーゼをアミロプシンともいう．
理・作／鍼灸／あ／柔／看	○
● 8　膵液分泌の調節にはホルモンが関与する．□□	⑧ 膵液分泌に関与するホルモンには，十二指腸・上部空腸から分泌されるセクレチンとコレシストキニンなどがある．
あ／柔	○
● 9　セクレチンは膵液分泌を抑制する．□□	⑨ セクレチンは HCO_3^- や水分に富む膵液分泌を促進する．
理・作／鍼灸／あ／柔／看／薬	抑制→促進　×
●10　コレシストキニン（CCK）は膵液分泌を抑制する．□□	⑩ コレシストキニンは消化酵素に富む膵液の分泌を促進する．
あ／柔／看	抑制→促進　×

問　題	解説と解答
○11　迷走神経の興奮は膵液分泌を抑制する． □ □	⑪ 膵液分泌は迷走神経の興奮によって促進される．
理・作/あ/柔	抑制→促進　×

7. 胆　汁

問　題	解説と解答
○1　胆汁は胆汁酸を含む． □ □	① 胆汁はアルカリ性である．主な成分は胆汁酸で，他に胆汁色素（ビリルビン）やコレステロールを含む．
理・作/鍼灸/あ/柔/薬	○
○2　胆汁は消化酵素を含む． □ □	② 胆汁は消化酵素を含まない．胆汁酸は，表面活性作用をもち，脂肪の消化・吸収を助ける．
理・作/鍼灸	含む→含まない　×
○3　胆汁の生成は胆嚢で行われる． □ □	③ 胆汁は肝細胞で産生され，胆嚢で一時蓄えられ，胆嚢の収縮により排出される．
理・作/鍼灸/あ/柔/看/薬	胆嚢→肝臓　×
○4　胆汁は胆嚢で濃縮される． □ □	④ 胆汁は胆嚢で蓄えられている間に，濃縮される．
鍼灸/柔/薬	○
○5　胆汁は胃に排出される． □ □	⑤ 食事により胆嚢が収縮すると胆汁は総胆管から十二指腸に排出される．
理・作/鍼灸/薬	胃→十二指腸　×
○6　胆汁はウロビリノゲンを含む． □ □	⑥ 胆汁はビリルビンを含む．ビリルビンは胆汁色素（黄色い色素）である．
鍼灸/柔	含む→含まない　×

問題	解説と解答
● 7　胆汁色素はヘモグロビンに由来する． □ □ 看／薬	⑦ 胆汁色素（ビリルビン）は破壊された赤血球から放出されたヘモグロビンの分解産物である． ○
● 8　胆汁酸は脂肪を分解する． □ □ 理・作／鍼灸／柔／看／薬	⑧ 胆汁酸は酵素ではないが，脂肪を乳化して脂肪分解酵素の働きを助ける． 分解→乳化　×
● 9　腸内に分泌された胆汁酸の大部分は排泄される． □ □ 理・作／看／薬	⑨ 腸内に分泌された胆汁酸の 90〜95% は小腸で吸収されて肝臓にもどる．これを腸肝循環という． 排泄→再吸収　×
● 10　セクレチンは胆汁分泌を抑制する． □ □ 鍼灸／柔	⑩ セクレチンは肝細胞に作用して胆汁分泌を促す． 抑制→促進　×
● 11　コレシストキニンは胆嚢を弛緩させる． □ □ 鍼灸／あ／柔／看／薬	⑪ コレシストキニンは胆嚢を収縮させ，胆汁を十二指腸へ排出させる．副交感神経活動の亢進も胆嚢を収縮させる． 弛緩→収縮　×

8. 腸　液

問題	解説と解答
● 1　腸液は酸性である． □ □ 理・作	① 腸液の pH は 7〜8.5 で，弱アルカリ性である． 酸性→弱アルカリ性　×

問題	解説と解答
2　十二指腸から分泌される腸液は重炭酸ナトリウム（$NaHCO_3$）を含む.	② 十二指腸腺からの腸液は，膵液と同様に $NaHCO_3$ を含み，胃からの内容物を中和する. ○
3　脂肪は消化酵素により脂肪酸とモノグリセリドに分解される. 理・作/鍼灸/柔/看/薬	③ 脂肪はリパーゼにより脂肪酸とモノグリセリドに分解される．一部はグリセリンまで分解される. ○
4　スクラーゼは果糖を分解する. 柔	④ スクラーゼはスクロース（ショ糖）をグルコースとフルクトース（果糖）に分解する. 果糖→スクロース（ショ糖） ×
5　マルターゼはショ糖を分解する. 理・作/柔/看/薬	⑤ マルターゼはマルトース（麦芽糖）をグルコースに分解する. ショ糖→マルトース（麦芽糖） ×
6　ラクターゼは乳糖を分解する. 看	⑥ ラクターゼは乳糖をガラクトースとグルコースに分解する. ○
7　アミノペプチダーゼはアミノ酸を分解する. 柔	⑦ ペプチドをアミノ酸に分解する．小腸上皮細胞の刷子縁膜にはアミノペプチダーゼやラクターゼなどの種々の酵素が存在する. アミノ酸→ペプチド ×

問　題 | 解説と解答

◎８　エンテロキナーゼはトリプシノゲンを活性化する．
□
□

⑧小腸から分泌されるエンテロキナーゼ（エンテロペプチダーゼ）は，膵液中のトリプシノゲンをトリプシンに変換して活性化する．

薬

○

◎９　腸液分泌の調節にはホルモンが関与する．
□
□

⑨腸液分泌の調節にはホルモン（セクレチン）および副交感神経（迷走神経）が関与する．

柔

○

◎10　副交感神経活動の亢進は腸液分泌を抑制する．
□
□

⑩副交感神経活動の亢進は腸液分泌を促進する．

あ／看

抑制→促進　×

9．小腸での吸収

◎１　小腸の絨毛は吸収に適した構造である．
□
□

①小腸の表面には絨毛や微絨毛があるため表面積が広い．さらに絨毛中には毛細血管が豊富にあるため吸収に適する．

鍼灸／薬

○

◎２　拡散は消化管からの吸収の仕組みの１つである．
□
□

②吸収は，拡散などによる受動輸送や積極的な能動輸送により行われる．たとえば，グルコースは主に能動輸送により吸収される．

鍼灸／あ／薬

○

◎３　グルコース（ブドウ糖）は胃で吸収される．
□
□

③三大栄養素や無機質・水などの大部分は小腸で吸収される．水や無機質の一部は大腸でも吸収される．

理・作／鍼灸／柔／看／薬

胃→小腸　×

問　題	解説と解答
4　消化管におけるグルコースの吸収は能動的に行われる． 鍼灸／あ／柔／薬	④ グルコースは小腸においてグルコーストランスポーターを介する能動輸送によって速やかに吸収され，門脈血中に入る． ○
5　ガラクトースは小腸で吸収される． 理・作／あ／薬	⑤ 糖質は単糖類に分解されて小腸から吸収される．ガラクトースは単糖類である．多糖類や二糖類は吸収できない． ○
6　小腸で吸収された糖質はリンパ管に入る． 鍼灸／看／薬	⑥ 小腸で吸収されるとき，糖質やアミノ酸は，門脈血中に入り，肝臓に送られる．脂質はリンパ管に入る． リンパ管→門脈血中　×
7　胆汁酸はタンパク質と混じってミセルを形成する． 鍼灸／柔／看／薬	⑦ 脂肪は脂肪酸とモノグリセリドに分解され，胆汁酸と混じってミセルとなり，小腸上皮まで運ばれて吸収される． タンパク質→脂肪酸とモノグリセリド　×
8　キロミクロンはアミノ酸の吸収に関与する． 柔	⑧ キロミクロン（カイロミクロン，乳状脂粒）は脂肪の吸収に関与する． アミノ酸→脂肪　×
9　脂肪酸は大腸で吸収される． 理・作／あ／薬	⑨ 栄養素の吸収は大部分小腸でなされる． 大腸→小腸　×
10　小腸で吸収された脂質は胸管を通る． 看	⑩ 小腸で吸収された脂質はリンパ管に入る．胸管はリンパ管の一種である． ○

問題	解説と解答
●11　水分の大部分は大腸で吸収される． □ □ 理・作/鍼灸/看	⑪ 水分の大部分が小腸，一部が大腸で吸収され，残りが糞便中に排泄される． 大腸→小腸　×
●12　消化管における水の吸収は能動的に行われる． □ □ 鍼灸/薬	⑫ 水の吸収は主に Na^{+} の吸収に伴い受動的に行われる．Na^{+} は主に能動輸送で吸収される． 能動的→受動的　×
●13　ビタミンDは小腸で吸収される． □ □ 理・作	⑬ ビタミンも小腸から吸収される．脂溶性ビタミン（A，D，E，K）は，脂肪と同様にミセルを形成し吸収される． ○

10. 大腸・排便

問題	解説と解答
●1　大蠕動は小腸で起こる． □ □ 理・作/鍼灸/あ/薬	① 大蠕動は大腸下部（横行結腸からＳ状結腸）が同時に収縮し，内容物を一気に直腸に運ぶ．食物による胃の伸展により反射性に誘発される（胃結腸反射）ことがある． 小腸→大腸　×
●2　大腸では逆蠕動がみられる． □ □ 鍼灸/あ	② 逆蠕動は盲腸から上行結腸にかけて起こる逆向きの蠕動で，この間に水分吸収や細菌による内容物の分解が進む． ○
●3　大腸運動は副交感神経の興奮により抑制される． □ □ 鍼灸/あ/薬	③ 大腸運動は副交感神経の興奮により促進され，交感神経の興奮により抑制される． 抑制→促進　×

問題	解説と解答
4　大腸液は消化酵素を含む． 理・作/鍼灸	④大腸液は消化酵素を含まないが，粘液に富む．消化は小腸までにほぼ完了する． 含む→含まない　×
5　排便反射の中枢は胸髄にある． 理・作/看	⑤排便反射の際は，仙髄から出る副交感神経（骨盤神経）と体性神経（陰部神経）が関与する． 胸髄→仙髄　×
6　排便中枢は大脳皮質により抑制される 理・作	⑥脊髄の排便中枢は通常は大脳から抑制を受けている． ○
7　外肛門括約筋は平滑筋である． 理・作/鍼灸	⑦外肛門括約筋は横紋筋（随意筋）である．外肛門括約筋は体性神経（陰部神経）により支配される． 平滑筋→横紋筋　×
8　直腸壁の伸展は排便反射を誘発する． 理・作/あ/柔	⑧糞便により直腸が伸展されると，その情報は骨盤神経求心路を介して中枢に伝えられ，便意と排便反射を引き起こす． ○
9　排便時には直腸支配の骨盤神経遠心路の活動が抑制される． 理・作/柔/看	⑨排便時には骨盤神経遠心路の活動が亢進して，直腸を収縮させる．陰部神経は抑制され，外肛門括約筋が弛緩する． 抑制→促進　×

問　題	解説と解答
10　排便時には内肛門括約筋が収縮する.	⑩ 排便時にはＳ状結腸，直腸が収縮し，内肛門括約筋と外肛門括約筋が弛緩する.
理・作／あ／看	収縮→弛緩　×

11．消化管ホルモン

問　題	解説と解答
1　消化管ホルモンは消化管から分泌される.	① 消化管ホルモンは消化管粘膜にある内分泌細胞で生成・分泌され，消化管の機能を調節する.
	○
2　ガストリンは膵臓から分泌される.	② ガストリンは，胃と十二指腸粘膜から分泌されるホルモンである．ガストリンは胃酸分泌を促進する.
鍼灸／柔／看／薬	膵臓→胃と十二指腸　×
3　セクレチンは消化酵素である.	③ セクレチンは十二指腸や空腸の粘膜から分泌されるホルモンである.
あ／薬	消化酵素→ホルモン　×
4　セクレチンは胃酸の分泌を促進する.	④ セクレチンは，胃酸の分泌を抑制し，膵液（HCO_3^-），胆汁の分泌を促進する.
鍼灸／柔／看／薬	促進→抑制　×
5　十二指腸内容が酸性になるとセクレチンが分泌される.	⑤ 酸性度の高い胃の内容物が十二指腸に排出されると，その刺激によりセクレチンが分泌される.
あ	○

参照事項　主な消化管ホルモンの分布と作用☞87 頁参照

問　題　　解説と解答

6　コレシストキニンは肝臓から分泌される．

⑥ コレシストキニンは小腸粘膜から分泌される．コレシストキニンは膵液（酵素）分泌促進，胆嚢収縮作用をもつ．

鍼灸／看

肝臓→小腸　×

12．肝　臓

1　肝臓は物質代謝に関与する．

① 肝臓は吸収された栄養素から物質を合成したり，物質を分解したりする．人体の化学工場にたとえられる．

薬

○

2　肝臓はグルコースからデンプンを合成する．

② 肝臓はグルコースからグリコーゲンを合成して貯蔵する．

理・作／鍼灸／あ／柔／看

デンプン→グリコーゲン　×

3　肝臓は血糖調節に関与する．

③ 肝臓では血糖が低下するとグリコーゲンがグルコースに分解され，血糖が上昇するとグリコーゲンが合成される．

理・作／柔／看／薬

○

4　肝臓はアルブミンを合成する．

④ 肝臓は種々のタンパク質の合成に関与する．

理・作／鍼灸／あ／看／薬

○

5　肝臓はフィブリンを産生する．

⑤ 肝臓は血漿タンパクであるフィブリノゲンを産生する．フィブリンは血液凝固の際にフィブリノゲンから作られる．

あ／柔／看

フィブリン→フィブリノゲン　×

問題	解説と解答
6　肝臓が産生する血液凝固阻止物質はプロトロンビンである． □□ あ/柔/薬	⑥ 肝臓は血液凝固を阻止するヘパリンを産生する．肝臓ではプロトロンビンなどの血液凝固因子も産生される． プロトロンビン→ヘパリン　×
7　肝臓は脂肪を分解する． □□ 理・作/鍼灸/あ/柔/看	⑦ 肝臓は脂肪の合成・分解，コレステロールの生成に関与する． ○
8　肝臓はビタミンを貯蔵する． □□ 理・作	⑧ 肝臓は各種ビタミンや無機質（鉄など）を貯蔵したり，必要に応じて放出する． ○
9　肝臓は尿素をアンモニアに変換する． □□ 理・作/柔/看/薬	⑨ 肝臓はアミノ酸が分解されて生じた有毒なアンモニアを無毒な尿素に転換する． 尿素をアンモニアに→アンモニアを尿素に　×
10　肝臓は解毒作用をもつ． □□ 理・作/あ/柔/看	⑩ 肝臓は血液中の有害物質をグルクロン酸抱合や酸化により無毒化する． ○
11　肝臓は血液を貯蔵する． □□ 理・作/あ/柔	⑪ 肝臓は全血液の約 10％を貯蔵する． ○
12　肝臓のクッパー細胞（クッペル星細胞）は抗体を作る． □□ 柔/薬	⑫ クッパー細胞は食作用により血液中の異物を取り除く．クッパー細胞はマクロファージの一種である． 抗体を作る→食作用をもつ　×

問　題　　解説と解答

5 難問

難　問

◎１　副交感神経はガストリン分泌を促進する．
□
□

①副交感神経は胃液分泌細胞を直接刺激するだけなく，ガストリン分泌を刺激して胃液分泌を亢進させる．

○

◎２　間接型ビリルビンは腎臓で直接型に変換される．
□
□

②間接型（非抱合型）ビリルビンは肝臓でグルクロン酸抱合されて直接型（抱合型）になる．

柔/薬

腎臓→肝臓　×

◎３　閉塞性黄疸の患者では血中の直接型ビリルビン値が低下する．
□
□

③閉塞性黄疸では血中の直接型ビリルビン値が上昇する．直接型ビリルビンは胆汁排泄の障害で血中に出てくる．

看

低下→上昇　×

◎４　オッディー括約筋は胆汁排泄を調節する．
□
□

④オッディー括約筋は総胆管の十二指腸への開口部にあり，括約筋が弛緩すると胆汁が十二指腸に排泄される．

理・作/看/薬

○

◎５　腸液の大量喪失は代謝性アルカローシスをきたす．
□
□

⑤腸液はアルカリ性なので，下痢などにより腸液が大量に喪失されるとアシドーシスを起こす．

鍼灸/看

アルカローシス→アシドーシス　×

◎６　頻回の嘔吐は代謝性アシドーシスの原因となる．
□
□

⑥胃液中のH^+が大量に失われると体液がアルカリ側に傾く（代謝性アルカローシス）．

理・作/鍼灸/柔/看

アシドーシス→アルカローシス　×

問題	解説と解答
7　代謝性アシドーシスでは血中 HCO_3^- 濃度は上昇する	⑦代謝性アシドーシスでは，酸性物質の緩衝のため HCO_3^- が使われて減少する． 上昇→低下　×
8　仰臥位での排便に腹直筋が関与する． 看	⑧腹直筋や横隔膜の収縮により腹圧が高くなると，排便が容易になる． ○
9　習慣性に便秘を繰り返すことで最初に直腸の機能が低下する． 看	⑨直腸壁が常に伸展された状態にあると，排便反射が起こりにくくなる． ○
10　ソマトスタチンは胃液分泌を促進する． 鍼灸	⑩ソマトスタチンは胃液分泌を抑制する．ソマトスタチンは消化器系の分泌腺に働いて分泌を抑制する． 促進→抑制　×
11　セロトニンは，胃腸運動を亢進させる． 薬	⑪消化管から分泌されるセロトニンは，胃腸運動を亢進させる作用をもつ． ○
12　血中遊離脂肪酸の上昇は食欲を抑制する． 看	⑫血中遊離脂肪酸の上昇は食欲を促進する． 抑制→促進　×
13　レプチンは食欲を促進する． 理・作/鍼灸/看	⑬レプチンは視床下部に作用して摂食抑制を起こす． 促進→抑制　×

5 難問

問　題	解説と解答
●14　グレリンは食欲を抑制する. □ □ 柔	⑭ グレリンは食欲を促進する. レプチンに拮抗するホルモンである. 抑制→促進　×
●15　日本人の体格指数（BMI）で 22 は「ふつう（正常）」に含まれる. □ □ 看	⑮ BMI＝体重（kg）÷身長（m）^{2}で求められる. BMI が 22 となる体重を標準体重としている. ○
●16　小腸のパイエル板は免疫器官である. □ □ 薬	⑯ パイエル板は小腸粘膜にあるリンパろ胞であり, 腸管免疫に関与する. ○

5
難問

参照事項

■栄養素の主な消化過程

消化液／栄養素	唾液 (pH 6～7)	胃液　HCl (pH 1～2)	膵液 (pH 約8)	小腸粘膜 (pH 7～8.5)	最終分解産物
デンプン	アミラーゼ → マルトース		アミラーゼ → マルトース	マルターゼ →	グルコース
スクロース	→	→	→	スクラーゼ →	グルコース フルクトース
ラクトース	→	→	→	ラクターゼ →	グルコース ガラクトース
タンパク質	→	ペプシン → オリゴペプチド	トリプシン キモトリプシン → ペプチド	アミノペプチダーゼ →	アミノ酸
脂肪	→	→	リパーゼ → / →	リパーゼ →	脂肪酸 と モノグリセリド
核酸	→	→	ヌクレアーゼ → ヌクレオチド	ヌクレアーゼ →	塩基 と 糖

■主な消化管ホルモンの分布と作用

消化管ホルモン	局在	主な生理作用
ガストリン	胃幽門部，十二指腸	胃酸の分泌促進
セクレチン	十二指腸，空腸	膵HCO_3^-分泌促進，肝細胞の胆汁分泌促進
CCK	十二指腸，空腸	膵酵素分泌促進，胆囊収縮

表は内田さえ他「生理学」第３版，医歯薬出版，2014 より．

6 参照事項

■各種ビタミンとその主な特徴

ビタミン			主な供給源	作用	欠乏症
脂溶性ビタミン		ビタミンA	レバー， 緑黄色野菜	視細胞のロドプシン合成， 上皮細胞の維持	夜盲症 小児：成長障害
		ビタミンD	魚，卵，きのこ	小腸におけるCa^{2+}の 吸収促進	骨軟化症 小児：くる病
		ビタミンE	種実類，豆類， 植物油	抗酸化作用 不飽和脂肪酸の酸化防止	未熟児：溶血性貧血
		ビタミンK	納豆， 緑黄色野菜	血液凝固因子の活性化	出血傾向 新生児：頭蓋内出血， 新生児メレナ
水溶性ビタミン	ビタミンB群	ビタミンB_1	豚肉， 玄米，豆類	糖代謝	脚気，神経障害， 代謝性アシドーシス
		ビタミンB_2	肉，魚，乳製品	物質代謝， エネルギー代謝	口角炎，口内炎
		ナイアシン	肉，魚，きのこ	物質代謝， エネルギー代謝	ペラグラ
		ビタミンB_6	肉，魚，野菜	アミノ酸代謝	皮膚炎
		ビタミンB_{12}	魚介類，肉， 乳製品	アミノ酸代謝，核酸合成， 赤血球の合成	巨赤芽球性貧血， 末梢神経障害
		葉酸	緑色野菜，レバー	核酸合成，赤血球の合成	巨赤芽球性貧血 胎児：神経管の閉鎖障害
		ビタミンC	果実，野菜	抗酸化作用， コラーゲン合成	壊血病

表は上田晃他「人体の構造と機能」第６版，医歯薬出版，2023より．

第6章　栄養と代謝

問　題　｜　解説と解答

1. 栄養素とエネルギー代謝

1 三大栄養素は体内でエネルギー源になる.

①糖質, 脂質, タンパク質を三大栄養素という. 栄養素にはこれらのほかに, ビタミン, 無機質がある.

あ/柔

○

2 分解されるときに糖質は脂質よりも単位重量当たりのエネルギー放出量が多い.

②1g当たりのエネルギー放出量は糖質約4 kcal, 脂質約9 kcal, タンパク質約4 kcalである.

あ/柔/看/薬

多い→少ない　×

3 ビタミンは体内でエネルギー源になる.

③ビタミンはエネルギー源にはならないが, 生体機能を維持する上で不可欠である.

鍼灸/あ

エネルギー源になる→エネルギー源にならない　×

4 無機質は体内で合成できる.

④無機質は体内で合成できない. 無機質は生体機能を維持するほか, 身体の構成成分としても重要である.

合成できる→合成できない　×

5 推定エネルギー必要量（エネルギー所要量）は身体活動レベルによって異なる.

⑤2005年度から適用の日本人の食事摂取基準（栄養所要量）では, エネルギー所要量を推定エネルギー必要量と表現している.

柔

○

問　題	解説と解答
6　日本人の食事摂取基準では，脂肪の目標量は総エネルギーの10%とされている． 看	⑥ 脂肪の目標量は総エネルギーの20～30%とされている． 10%→20～30%　×
7　基礎代謝量は睡眠中に測定する． 理・作/鍼灸/あ/柔	⑦ 基礎代謝量は覚醒状態での生体機能維持に必要な最小限の代謝量である．安静臥床で計測する．睡眠時の代謝量はさらに低い． 睡眠中→覚醒時　×
8　基礎代謝量は，一般に女子に比べて男子の方が少ない． 理・作/鍼灸/柔	⑧ 基礎代謝量は，一般に女子よりも男子の方が多い．これは男子の方が筋組織が多いことによる． 少ない→多い　×
9　わが国の成人男子の基礎代謝量は約1,500 kcal/日である． 鍼灸/あ	⑨ 成人女子の基礎代謝量は約1,200 kcal/日である． ○
10　成人の基礎代謝量は，同性で同年齢ならば体重に比例する． 理・作/鍼灸/柔	⑩ 成人の基礎代謝量は体表面積に比例する．基礎代謝量を体表面積当たりで表すと個人差が少ない． 体重→体表面積　×
11　単位体表面積あたりの基礎代謝量は，成人に比べて高齢者で高い． 理・作/鍼灸/あ/柔/看	⑪ 基礎代謝量は，幼児期に非常に高く，その後，年齢とともに低下する． 高い→低い　×
12　基礎代謝量は季節で異なり，冬季に低下する． 理・作/鍼灸/柔	⑫ 冬季には環境温低下により体熱が奪われるので産熱は増加する．このため冬季には基礎代謝量が増加する． 低下→増加　×

問題	解説と解答
13　基礎代謝量は甲状腺ホルモンにより低下する． 理・作/柔/看	⑬ 甲状腺ホルモンには代謝促進作用がある． 低下→増加　×
14　食物の摂取後に代謝は増加する． 理・作/鍼灸/柔	⑭ 食物摂取後，数時間は代謝が亢進し，体熱産生が増加する．これを食事誘発産熱（特異動的作用）という． ○
15　食後の代謝亢進は，脂質に比べタンパク質を摂取したときの方が大きい． 理・作	⑮ タンパク質による食事誘発性産熱反応は，糖質や脂質より大きい． ○
16　運動するとエネルギー代謝が増大する． 理・作	⑯ 運動による酸素消費量の増加は，エネルギー代謝の増大を反映する．運動によるエネルギー代謝率＝労作代謝量÷基礎代謝量で算出できる． ○
17　代謝当量（METs）は安静臥位時の代謝を基準とした運動強度を示す． 理・作	⑰ 代謝当量（METs）は運動時の全エネルギー消費量が安静座位時におけるエネルギー消費量の何倍かを示す． 安静臥位→安静座位　×
18　呼吸商は生体の O_2 消費量/CO_2 排出量である． あ/柔	⑱ 呼吸商は生体の CO_2 排出量/O_2 消費量である． O_2消費量/CO_2排出量→CO_2排出量/O_2消費量　×

問　題	解説と解答
19 三大栄養素が消費されたときの呼吸商は脂質が最も大きい．	⑲ 呼吸商は糖質1.0，脂質約0.7，タンパク質約0.8である．したがって呼吸商は通常1から0.7の間を変動する．
理・作/あ/柔	脂質→糖質　×

2. 糖　質

問　題	解説と解答
1 糖質は酸素と炭素と水素よりなる．	① 糖質は水素と酸素が水と同じ割合（2：1）で含まれるので炭水化物とも呼ばれる．
	○
2 グルコース（ブドウ糖）は二糖類である．	② グルコースは単糖類である．ガラクトース，フルクトースも単糖類である．
理・作/鍼灸/看/薬	二糖類→単糖類　×
3 ショ糖は単糖類である．	③ ショ糖はグルコースとフルクトースが結合した二糖類で，スクロースともいう．砂糖の主成分である．
看	単糖類→二糖類　×
4 母乳に含まれる糖質の主成分はショ糖である．	④ 母乳に含まれる糖質の主成分は乳糖（ラクトース）である．乳糖は二糖類である．
薬	ショ糖→乳糖　×
5 グリコーゲンは多糖類である．	⑤ 多糖類にはデンプン，グリコーゲン，セルロースなどがある．
	○

参照事項　三大栄養素のエネルギー☞96頁参照　糖質の種類☞96頁参照

問　題	解説と解答
● 6　血液中の果糖を血糖という． □ □ 鍼灸	⑥ 血液中のグルコース（ブドウ糖）を血糖という． 果糖→グルコース（ブドウ糖）　×
● 7　血糖は細胞内に取り込まれエネルギー源となる． □ □ 鍼灸/あ	⑦ 細胞内に取り込まれたグルコースからATPが合成される． ○
● 8　グルコース１モルの分解で得られるATPは，好気呼吸より嫌気呼吸の方が多い． □ □	⑧ グルコース１モルの分解で得られるATPは，好気呼吸では36モル，嫌気呼吸では２モルである． 多い→少ない　×
● 9　グリコーゲンは生体内で合成される． □ □ 理・作/鍼灸/看	⑨ グリコーゲンはグルコースが多数結合したものである． ○
● 10　糖は肝臓や脂肪組織で脂肪へ変換される． □ □ 理・作	⑩ 糖質が過剰に存在する場合には，糖質からアセチルCoAを経て脂肪酸が合成される． ○
● 11　グリコーゲンは主に脂肪組織に貯蔵される． □ □ 理・作	⑪ グリコーゲンは主に肝細胞や骨格筋細胞に貯蔵される．必要に応じてグルコースに分解されて利用される． 脂肪組織→肝細胞や骨格筋細胞　×
● 12　解糖過程は酸素を必要とする． □ □ 理・作/鍼灸/あ/柔/薬	⑫ 解糖は無酸素的な過程で，細胞質で行われる．エムデン・マイヤーホフ経路ともいう． 必要とする→必要としない　×

問題	解説と解答
●13　解糖の過程では，グルコースが分解されてピルビン酸が生じる． 理・作/鍼灸/柔	⑬解糖で生じたピルビン酸は，無酸素的代謝では乳酸になり，有酸素的代謝ではクエン酸回路・電子伝達系に入る． ○
●14　内呼吸においてグルコースはクエン酸回路（TCA サイクル，クレブス回路）を経て代謝される． 理・作/鍼灸/あ/柔/薬	⑭グルコースはピルビン酸を経てアセチル CoA となり，クエン酸回路に入ってクエン酸になる． ○
●15　グルコースの細胞内代謝の際，電子伝達系で生成される ATP 量は解糖系に比べて少ない． 鍼灸/柔	⑮1モルのグルコースから，解糖系で2モル，クエン酸回路で2モル，電子伝達系で34モルの ATP が生成される． 少ない→多い　×
●16　内呼吸によって発生したエネルギーはすべてATPに保存される．	⑯内呼吸により生じたエネルギーの約40％は ATP に保存され，残りは熱に変わる． エネルギーはすべて→エネルギーの一部は　×
●17　ATP を構成する分子にアデニンが含まれる． 鍼灸/あ	⑰ATP はアデニンとリボースが結合したアデノシンにリン酸基が結合したものである． ○
●18　内呼吸では1分子のグルコースから2分子の CO_2 が生じる． 柔	⑱内呼吸では1分子のグルコースの分解により，6分子の O_2 が使われて6分子の H_2O と6分子の CO_2 が生じる． 2分子→6分子　×
●19　食物中の糖質は主にデンプンである． 看	⑲デンプンは穀物やイモ類の主成分で，グルコースが多数重合した多糖類である． ○

問　題 | 解説と解答

●20　血糖値が低下すると肝臓でグリコーゲンが合成される.
□
□

⑳ 血糖値が低下すると，肝臓でグリコーゲンが分解されグルコースとなり，血液中に放出される.

薬

合成→分解　×

●21　グリコーゲンからのグルコース生成を糖新生という.
□
□

㉑ 主に肝細胞で糖質以外の物質（グリセリン，アミノ酸，乳酸等）からグルコースを合成することを糖新生という.

鍼灸/あ

グリコーゲン→糖質以外の物質　×

●22　過剰なグルコースはグリコーゲンとして貯蔵される.
□
□

㉒ 過剰なグルコースはグリコーゲンとして貯蔵され，さらに過剰なものは脂肪に合成される.

理・作/鍼灸

○

3. 脂質（脂肪）

● 1　貯蔵エネルギーの大部分はグリコーゲンである.
□
□

① 貯蔵エネルギーの大部分は脂質である．グリコーゲンは1日で消費する程度のエネルギー量しか貯蔵できない.

理・作

グリコーゲン→脂質（脂肪）　×

● 2　リン脂質は細胞質の主な構成成分である.
□
□

② 細胞膜はリン脂質二重層からなる.

鍼灸/看

細胞質→細胞膜　×

● 3　キロミクロン(カイロミクロン)は糖タンパクである.
□
□

③ タンパク質と結合している脂質をリポタンパクという．キロミクロン，超低密度リポタンパク（VLDL），低密度リポタンパク（LDL），高密度リポタンパク（HDL）などがある.

看/薬

糖タンパク→リポタンパク　×

問　題	解説と解答

● 4　脂質はタンパク質と結合した形で血液中を運搬される.
□
□

④ キロミクロンは小腸から肝臓へ，VLDL と LDL は肝臓から末梢組織へ，HDL は末梢から肝臓へ脂質を運ぶ.

鍼灸/薬

○

● 5　中性脂肪にはグリセロールが含まれる.
□
□

⑤ トリグリセリドは3つの脂肪酸がグリセロール（グリセリン）にエステル結合したものである.

柔

○

● 6　食事由来のトリグリセリド（中性脂肪）は，LDL により血液中を運搬される.
□
□

⑥ 食事由来のトリグリセリドはキロミクロンを形成して血液中を運搬され，肝臓へ運ばれる.

看/薬

LDL→キロミクロン（カイロミクロン）　×

● 7　コレステロールはステロイドホルモンの合成に用いられる.
□
□

⑦ コレステロールはステロイドホルモンや胆汁酸の前駆物質となる.

理・作/鍼灸/看/薬

○

参照事項

■三大栄養素のエネルギー

各栄養素1gが分解されるときに放出するエネルギー

三大栄養素	放出するエネルギー量
糖質	約 4 kcal
脂質	約 9 kcal
タンパク質	約 4 kcal

■糖質の主な種類

単糖類	グルコース（ブドウ糖），ガラクトース，フルクトース（果糖）など
二糖類	スクロース（ショ糖），ラクトース（乳糖），マルトース（麦芽糖）など
多糖類	デンプン，グリコーゲン，セルロース，ヒアルロン酸など

問　題 / 解説と解答

8　コレステロールは生体膜の構成成分の１つである.

⑧ 細胞膜に含まれる脂質にはリン脂質のほかに，コレステロールや糖脂質などがある.

鍼灸

○

4. タンパク質

1　タンパク質はN(窒素)を含む.

① タンパク質はC，H，O 以外にN（窒素）を含む.

○

2　アミノ酸はタンパク質の構成要素である.

② タンパク質は多数のアミノ酸がペプチド結合により結びついたものである.

鍼灸/あ/柔/看

○

3　必須アミノ酸は体内で合成できる.

③ 必須アミノ酸は体内で合成できず，食物から摂取する必要がある．非必須アミノ酸は体内で合成できる.

鍼灸/あ

合成できる→合成できない　×

参照事項

■非必須アミノ酸と必須アミノ酸

非必須アミノ酸	必須アミノ酸
グリシン	トレオニン（スレオニン）
アラニン	バリン
セリン	ロイシン
アスパラギン酸	イソロイシン
アスパラギン	メチオニン
グルタミン酸	フェニルアラニン
グルタミン	トリプトファン
プロリン	リシン（リジン）
チロシン	ヒスチジン
システイン	
アルギニン	

問　題	解説と解答
4　トリプトファンは非必須アミノ酸である． 理・作/鍼灸	④ 必須アミノ酸はトレオニン，バリン，ロイシン，イソロイシン，メチオニン，フェニルアラニン，トリプトファン，リシン，ヒスチジンの9種である． 非必須アミノ酸→必須アミノ酸　×
5　細胞の主要な構成成分は糖質である． 鍼灸/あ	⑤ 細胞重量の約15%はタンパク質である．糖質や脂質はそれぞれ細胞重量の約2〜3%を占める． 糖質→タンパク質　×
6　タンパク質はグルコースの供給が不足しているときには，エネルギー源として使われる． 理・作/薬	⑥ タンパク質は細胞の主要な構成成分である．タンパク質はエネルギー源としても利用されうる． ○

5. ビタミン・無機質

問　題	解説と解答
1　ビタミンは身体の代謝を調節する． あ	① ビタミンは物質代謝の過程で酵素の働きを助けるなどの作用をもつ． ○
2　夜盲症はビタミンEの欠乏症である． 理・作/あ/柔/看	② 夜盲症はビタミンAの欠乏症である．ビタミンAは視細胞中の感光色素（ロドプシン）の産生に必要である． ビタミンE→ビタミンA　×
3　ビタミンAは皮膚や粘膜の形成に関与する． 鍼灸/あ/柔	③ ビタミンAの欠乏により皮膚や粘膜上皮が角化する． ○

参照事項　各種ビタミンとその主な特徴☞88頁参照

問　題 / 解説と解答

● 4　ビタミンDはカルシウムの吸収を抑制する.
□
□

④ビタミンDは小腸からのCa^{2+}吸収を促進して血中Ca^{2+}濃度を高める.

理・作/柔/看/薬

抑制→促進　×

● 5　ビタミンDが欠乏すると成人ではくる病となる.
□
□

⑤ビタミンDの欠乏で骨組織へのCa沈着が障害される. その結果, 小児ではくる病, 成人では骨軟化症となる.

理・作/あ/柔/看

くる病→骨軟化症　×

● 6　ビタミンDは日光の照射（紫外線）により生体内で生成される.
□
□

⑥ビタミンDは食品から直接摂取されるほか, 日光の照射を受けてプロビタミンDから皮膚でも生成される.

理・作/柔/薬

○

● 7　ビタミンEは生体膜脂質の酸化を起こす.
□
□

⑦ビタミンEは抗酸化作用をもつ. 抗酸化作用は, 遺伝子や膜を傷害する活性酸素を還元する作用である.

柔/看/薬

起こす→防ぐ　×

● 8　ビタミンKは血液凝固に必要である.
□
□

⑧血液凝固因子の1つであるプロトロンビンの産生には, ビタミンKが必要である.

理・作/鍼灸/あ/看/薬

○

● 9　ビタミンKの欠乏で血栓症になる.
□
□

⑨ビタミンKの欠乏により, 新生児では頭蓋内や腸管内に出血を生じやすい.

理・作/あ/看

血栓症→出血傾向, 血液凝固障害　×

● 10　脚気はビタミンB_6の欠乏症である.
□
□

⑩脚気はビタミンB_1の欠乏症である. 末梢神経炎（知覚や運動の障害）, 浮腫, 心悸亢進などがみられる.

理・作/あ/柔/看/薬

ビタミンB_6→ビタミンB_1　×

問　題	解説と解答
●11　ビタミン B_2 の欠乏で壊血病になる. 看	⑪ ビタミン B_2 は，酸化還元反応に関与する．欠乏症は皮膚炎，口角炎である． 壊血病→皮膚炎，口角炎　×
●12　ビタミン B_{12} の欠乏で悪性貧血（巨赤芽球性貧血）になる. 鍼灸/柔/看	⑫ ビタミン B_{12} と葉酸は赤血球の新生に必須であるため，欠乏すると貧血になる． ○
●13　ニコチン酸（ナイアシン）の欠乏でペラグラになる. 理・作	⑬ ペラグラでは皮膚炎を伴う神経系の機能障害が起こる． ○
●14　ビタミンＣは脂溶性である. 理・作/鍼灸/あ/柔	⑭ ビタミンＢ群とＣは水溶性，ビタミンA，D，E，Kは脂溶性である． 脂溶性→水溶性　×
●15　ビタミンＣの欠乏で口角炎になる. 理・作/鍼灸/あ/柔/看	⑮ ビタミンＣの欠乏で壊血病になる．壊血病では血管壁のコラーゲン線維が弱くなるため破れやすくなる． 口角炎→壊血病　×
●16　カルシウムは骨の構成成分である. 柔	⑯ 生体内のカルシウムの99％は骨や歯の成分として存在する． ○
●17　リンは骨の構成成分である. 看	⑰ リンは骨や歯の成分である．リンは核酸（DNA，RNA）やATPの構成成分でもある． ○

問　題	解説と解答
18　核酸が代謝されると尿素になる.	⑱ 核酸が体内で代謝されると尿酸になる.
看	尿素→尿酸　×

難　問

問　題	解説と解答
1　フルクトースの無気的代謝でATPが生成される.	① 吸収されたフルクトースは肝臓で代謝を受けて解糖系の途中段階に入る.
理・作	○
2　脂肪酸からアセチルCoAへの代謝経路は飢餓状態で低下する.	② 脂肪酸からアセチルCoAへの代謝経路（β酸化）は飢餓状態で亢進する. 飢餓状態では主に脂質がエネルギー源となる.
鍼灸/あ/柔/看	低下→亢進　×
3　ドコサヘキサエン酸は植物油に多く含まれる脂肪酸である.	③ ドコサヘキサエン酸（DHA）やエイコサペンタエン酸（EPA）は高度不飽和脂肪酸で，青魚油に多く含まれる．抗血栓作用などをもつ.
看	植物油→魚油　×
4　脂肪分解の過剰で血中にアンモニアが増加する.	④ 糖尿病や飢餓などで主に脂質がエネルギー源となる際，ケトン体が多量に生成され血液のpHが酸性に傾く.
柔/看	アンモニア→ケトン体　×
5　尿中窒素量は糖質酸化量と相関する.	⑤ 尿中窒素量はタンパク質酸化量と相関する.
柔	糖質酸化量→タンパク質酸化量　×

6 難問

問題	解説と解答
6　ウェルニッケ脳症はビタミンDの欠乏により生じる． 理・作/看	⑥ ウェルニッケ脳症はビタミンB_1(チアミン) の欠乏により生じる．眼球運動障害，失調，意識障害を三主徴とする． ビタミンD→ビタミンB_1　×
7　亜鉛の欠乏により味覚異常が起こる． 鍼灸/薬	⑦ 亜鉛は生体内で種々の酵素の構成成分となっている．欠乏で味覚異常，成長遅延などを生じる． ○

第７章　体　　温

問　題　　解説と解答

1. 体温の部位差と変動

● 1　皮膚温は深部体温よりも環境温の影響を受けにくい．
□
□

① 皮膚温（外殻温度）は環境温の影響を受けやすいのに対し，深部体温（核心温度）は環境温の影響を受けにくい．

鍼灸/看

受けにくい→受けやすい　×

● 2　口腔温は外殻温度の目安として用いられる．
□
□

② 口腔温，腋窩温，直腸温，鼓膜温は核心温度の目安として用いられる．外殻温度は皮膚温で代表される．

あ/柔/看

外殻温度→核心温度　×

● 3　健康成人の腋窩温は直腸温より高い．
□
□

③ 健康成人の腋窩温は36.0～36.7℃，直腸温は37.0～37.5℃，口腔温は36.5～37.0℃である．

理・作/鍼灸/あ/看

高い→低い　×

● 4　環境温20℃において四肢の皮膚温は体幹部の皮膚温よりも高い．
□
□

④ 環境温20℃において四肢の皮膚温は体幹部の皮膚温よりも低い．皮膚温は体幹部から末梢に移行するほど低温となる．

鍼灸

高い→低い　×

● 5　健康成人で体温は１日の中で夜間から早朝にかけて高い．
□
□

⑤ 体温（核心温度）は早朝に最も低く，夕方に最も高くなる規則的な変動（概日リズム，日内リズム）を示す．

理・作/あ/柔

高い→低い　×

問　題 | 解説と解答

● 6　基礎体温は朝食後に測定する．
□
□

⑥ 基礎体温は早朝，覚醒，安静状態で測定する．

理・作／柔

朝食後→早朝覚醒安静時　×

● 7　女性では排卵日以降次の月経までの間，基礎体温が低温期になる．
□
□

⑦ 月経周期に伴い体温が変動する．基礎体温は月経開始から排卵前まで低温期，排卵日以降次の月経まで高温期となる．

鍼灸／あ

低温期→高温期　×

2. 産熱（熱産生）

● 1　骨格筋は安静時に熱産生が最も少ない臓器である．
□
□

① 骨格筋や肝臓は熱産生が高い．骨格筋の総重量は全体重の半分近くを占めるため熱産生が最も多い．

理・作／鍼灸／柔／看

少ない→多い　×

● 2　体熱は血流によって全身に運ばれる．
□
□

② 身体内部で産生された熱は，主に血液によって全身に移動する．

○

● 3　基礎代謝は体熱産生に関与する．
□
□

③ 代謝の過程で産熱が起こる．基礎代謝により産生される熱は体温の維持に重要である．

理・作／あ／柔

○

● 4　運動（身体活動）は産熱を起こす．
□
□

④ 運動により骨格筋収縮に伴う産熱が起こる．

あ／看

○

参照事項　産熱および放熱に関与する因子☞113 頁参照

問 題	解説と解答
● 5 運動時の熱産生は皮膚で最も多い. □ □ 理・作/あ	⑤ 運動時の熱産生は骨格筋で最も多い. 運動時の骨格筋の産熱量は身体の全産熱量の約90%に達することもある. 皮膚→骨格筋 ×
● 6 筋緊張の増加により産熱は低下する. □ □ あ/柔	⑥ 姿勢保持に関与する筋緊張は産熱を起こす. 低下→上昇 ×
● 7 ふるえは随意的に起こる. □ □ 理・作/あ/看	⑦ 寒冷時には骨格筋が不随意的に律動的に収縮する. ふるえは運動神経を介する. 随意的→不随意的 ×
● 8 ふるえは熱産生を減少させる. □ □ 理・作/鍼灸/あ/柔/看	⑧ ふるえの際には骨格筋収縮に伴って産熱が起こる. ふるえによる産熱をふるえ産熱という. 減少→増加 ×
● 9 食事誘発性産熱反応(特異動的作用)による産熱は食事摂取前に起こる. □ □ 理・作/鍼灸/あ/柔/看	⑨ 食事摂取後数時間, 消化管運動が高まり, 吸収された物質の代謝が増加して熱が発生し, 体温が高くなる. 食事摂取前→食事摂取後 ×
● 10 肝臓はふるえ産熱に関与する. □ □	⑩ 肝臓は非ふるえ産熱に関与する. 筋の収縮によらず, 代謝を高めて行う産熱を非ふるえ産熱という. ふるえ産熱→非ふるえ産熱 ×
● 11 非ふるえ産熱は体温調節に関与する. □ □ 柔	⑪ 非ふるえ産熱は寒冷時に高まって, 体温低下を防ぐ. ○

問　題	解説と解答
●12 褐色脂肪組織の代謝は体熱の放散に関与する. □□ あ/柔	⑫ 褐色脂肪組織は新生児での非ふるえ産熱に重要である. 褐色脂肪組織は新生児に多いが, 成人では少ない. 放散→産生 ×
●13 カテコールアミンは産熱を促す. □□ 理・作/鍼灸/あ/柔/看	⑬ カテコールアミンは代謝を高め, 産熱を促す. ○
●14 甲状腺ホルモン(サイロキシン)は放熱を増加させる. □□ 理・作/鍼灸/あ/柔/看	⑭ 甲状腺ホルモンには代謝促進作用があるため, 産熱を増加させる. 放熱→産熱 ×
●15 黄体ホルモン（プロジェステロン）は産熱を抑制する. □□ あ/柔/看	⑮ 黄体ホルモンには代謝促進作用があり, 排卵後から月経までの間の基礎体温を上昇させる. 抑制→促進 ×
●16 皮膚血管の収縮は体熱の放散を促進する. □□ 理・作/鍼灸/あ/柔	⑯ 皮膚血管の収縮は, 皮膚血流を減少させ皮膚温を低下させることにより, 放熱の防止に役立つ. 促進→抑制 ×

3. 放熱（熱放散）

問　題	解説と解答
●1 放射（輻射）は体熱の放散（放熱）に関与する. □□ あ/柔	① 体熱は放射, 伝導と対流, 蒸発などの物理的機序によって放散される. ○

問 題	解説と解答
2 身体からの放熱で，人体と接触していない他の物体へ熱が伝達されるのを伝導という． 鍼灸	② 人体からそれと接していない他の物体への熱の伝達を放射という．伝導では人体からそれと接している他の物質に熱が流れる． 伝導→放射 ×
3 対流によって放熱が抑制される． あ	③ 対流によって放熱が促進される．たとえば身体から周囲の空気中への熱伝導は空気の対流（風）により促進される． 抑制→促進 ×
4 体熱は主に皮膚表面から放散される． 理・作/看	④ 放熱は主として体表面から行われるが，他に呼気，尿・便からも行われる． ○
5 体表面からの水分の蒸発は体熱の放散に関与する． 理・作/あ/柔/看	⑤ 体表面から水分が蒸発する際に，気化熱が奪われることにより，放熱が起こる．不感蒸散や発汗が関わる． ○
6 外気温25℃で体熱放散の割合は伝導よりも放射の方が少ない． 柔	⑥ 外気温25℃における体熱放散のおよその割合は，放射50%，伝導と対流30%，蒸発20%である． 少ない→多い ×
7 外気温が30℃を超えると蒸発による体熱の放散が急激に減少する． あ	⑦ 外気温が30℃を超えると，発汗が急激に増大するため，蒸発による放熱が増加する． 減少→増加 ×

問　題	解説と解答
●8　外気温が35℃以上では主に放射によって放熱が行われる。 あ/柔/看	⑧ 外気温35℃以上では，放射と伝導・対流による放熱は起こらず，もっぱら発汗による蒸発により放熱される． 放射→蒸発　×
●9　エクリン腺は全身に分布する。 理・作/鍼灸/あ/柔/看	⑨ 汗腺にはエクリン腺とアポクリン腺とがある．エクリン腺はほぼ全身に，アポクリン腺は腋窩と陰部に分布する． ○
●10　エクリン腺は体温調節に関与する。 理・作/鍼灸/あ/柔	⑩ エクリン腺は水分に富む汗を，アポクリン腺は有機物に富む分泌物を分泌する．エクリン腺は温熱性発汗に関与する． ○
●11　汗腺は副交感神経の支配を受ける。 理・作/鍼灸/あ/柔/看	⑪ 汗腺は交感神経のみの支配を受け，交感神経が働くと発汗が起こる． 副交感神経→交感神経　×
●12　温熱性発汗は体温調節に重要である。 理・作/鍼灸/看	⑫ 温熱性発汗は高温環境下や運動時に起こる発汗で，体温調節中枢により調節される． ○
●13　精神性発汗は全身で起こる。 鍼灸/あ/柔	⑬ 温熱性発汗は全身（手掌，足底を除く）で起こるのに対して，精神性発汗は主に手掌・足底で起こる． 全身→主に手掌，足底　×
●14　不感蒸散（不感蒸泄）は産熱を促進する。 鍼灸/柔/看	⑭ 不感蒸散は常時起こっている身体からの水分の蒸発現象で，放熱を促進する． 産熱→放熱　×

問 題 | 解説と解答

● 15 不感蒸散は意識にのぼらない.
□
□

⑮ 不感蒸散による水分蒸発は皮膚表面や肺から１日約１Ｌに及ぶ.

○

● 16 皮膚血管の拡張は放熱を防止する.
□
□

⑯ 皮膚血管の拡張により皮膚血流が増加する．その結果，皮膚温が上昇して皮膚からの放熱が高まる.

理・作/鍼灸/あ/柔

防止→促進 ×

4. 体温の調節

● 1 正常では熱産生と熱放散の平衡が保たれている.
□
□

① 生体は熱産生と熱放散の平衡を保つことにより，体温（核心温度）を一定に保つ.

看

○

● 2 体温調節には神経系と内分泌系が関与する.
□
□

② 生体は外気温の変化に反応して，神経系（自律神経系と体性神経系），内分泌系を介して体温を一定に保つ.

柔

○

● 3 体温調節中枢は中脳にある.
□
□

③ 体温調節中枢は間脳の視床下部にあり，外気温や核心温度の変化を温度受容器から受け取っている.

理・作/鍼灸/あ/柔/看/薬

中脳→視床下部 ×

● 4 皮膚の温度受容器は核心温度の変化を感受する.
□
□

④ 皮膚の温度受容器は外気温の変化を感受する．核心温度の変化は視床下部の温度受容ニューロンで感受される.

鍼灸

核心温度→外気温 ×

問題	解説と解答
○5 寒冷時には皮膚血管が拡張する. □□	⑤ 寒冷時には交感神経の働きにより皮膚血管が収縮する. 皮膚血流が低下することにより, 皮膚からの放熱を防ぐ.
理・作/鍼灸/あ/柔/看	拡張→収縮 ×
○6 環境温が低下すると熱産生を抑制する生体反応が起こる. □□	⑥ 寒冷時には, 内分泌系を介した内臓・骨格筋の代謝促進と, 骨格筋のふるえによる代謝促進により産熱を促進する.
理・作/あ/柔	抑制→促進 ×
○7 小児は成人より環境温の影響を受けにくい. □□	⑦ 新生児・小児は成人よりも体重あたりの体表面積が大きいため, 環境温の影響を受けやすい.
理・作/柔	受けにくい→受けやすい ×
○8 外気温が低下すると, 甲状腺ホルモンの分泌が減少する. □□	⑧ 寒冷時には甲状腺ホルモンや副腎髄質ホルモンの分泌が高まる. これらのホルモンは代謝を促進する.
鍼灸	減少→増加 ×
○9 環境温が上昇すると汗腺支配の交感神経活動は低下する. □□	⑨ 暑熱時には汗腺支配の交感神経の活動が亢進して発汗が起こる.
鍼灸	低下→増加 ×
○10 環境温が上昇するとバゾプレッシン分泌は低下する. □□	⑩ 暑熱時には発汗による水分の排泄は増えるが, バゾプレッシン分泌増加により腎臓からの水分排泄は抑制される.
鍼灸	低下→増加 ×
○11 運動により体温が上昇すると皮膚血管は収縮する. □□	⑪ 運動により体温が上昇すると, 皮膚血管拡張による皮膚血流の増加と発汗が起こり熱放散が高まる.
理・作/鍼灸/看	収縮→拡張 ×

問 題	解説と解答
●12 発熱は体温調節中枢のセットポイントの異常により起こる. □ □ 鍼灸	⑫ 発熱はセットポイントが正常よりも高いレベルにずれることにより起こる. ○
●13 発熱の体温上昇期には皮膚血管が拡張する. □ □ 理・作/鍼灸/看	⑬ 発熱の体温上昇期には,正常より高いセットポイントに体温を合わせるため,皮膚血管収縮による放熱防止が起こる. 拡張→収縮 ×
●14 発熱の体温上昇期には悪寒を訴える. □ □ 理・作/鍼灸/柔/看	⑭ 発熱の体温上昇期にはセットポイントの異常により寒く感じる.ふるえや立毛や皮膚血流の低下なども起こる. ○
●15 発熱時には発熱物質の作用により放熱が高まる. □ □ 鍼灸/薬	⑮ 発熱物質は体温調節中枢に作用して,産熱を高め放熱を抑える. 高まる→抑制される ×
●16 解熱時には通常発汗が起こる. □ □ 柔	⑯ 解熱時には発汗や皮膚血管拡張により放熱機能が高まる. ○
●17 放熱よりも産熱が高まるとうつ熱になる. □ □ 柔/看	⑰ 産熱が放熱を上回ったり,環境から受ける熱が大きくなって体温が上昇することをうつ熱という.解熱剤は効かない. ○

問題	解説と解答
18 暑さへの適応（短期）の際には発汗量が減少する． □□ 鍼灸/柔	⑱ 暑さへの適応の際には，発汗量が増加するが，アルドステロン分泌増加によって汗に含まれる塩分量は減少する． 減少→増加　×
19 寒さへの適応（短期）の際には非ふるえ産熱が減少する． □□	⑲ 寒さへの適応の際には，産熱機構がふるえ産熱から，より効率の良い非ふるえ産熱に変化する． 減少→増大　×

難　問

問題	解説と解答
1 対向流交換系は体温調節に関与する． □□ 柔	① 四肢では，動脈は並走する静脈に熱を奪われながら末梢へ流れ，逆に静脈は温められながら心臓へ戻るため，熱喪失が少なく抑えられる．このようなしくみを対向流交換系という． ○
2 インターロイキン1は解熱作用をもつ． □□ あ/柔/薬	② インターロイキン1は内因性発熱物質である．細菌，ウイルスなどが刺激となってマクロファージなどが産生する． 解熱作用→発熱作用　×
3 プロスタグランジンは解熱作用をもつ． □□ 柔/薬	③ プロスタグランジンは体温調節中枢に作用して発熱を起こす．解熱薬はプロスタグランジンの生成を阻害する． 解熱作用→発熱作用　×

問　題	解説と解答
4　重篤な熱中症である熱射病では発汗がみられる． 柔/看	④熱射病では体温調節中枢が障害されるため発汗や皮膚血管拡張はみられず，解熱剤も効かない．意識障害が起こる． みられる→みられない　×
5　一側の側胸部に圧迫刺激を加えると，刺激側の上半身の発汗が促進される． 鍼灸/柔	⑤皮膚の圧迫刺激によって反射性に発汗が変化する現象を半側発汗という． 刺激側→反対側　×

参照事項

■産熱および放熱に関与する因子

産熱に関与する因子	放熱に関与する因子
基礎代謝	放射
ふるえ	伝導
筋運動	対流
筋緊張	蒸発（発汗，不感蒸散）
カテコールアミン，サイロキシンなど	皮膚血管拡張
食事誘発性産熱反応	体表面積
非ふるえ産熱	脱衣・風

7 参照事項

■体温調節機序の模式図

A：外気温が低下したとき．B：外気温が上昇したとき

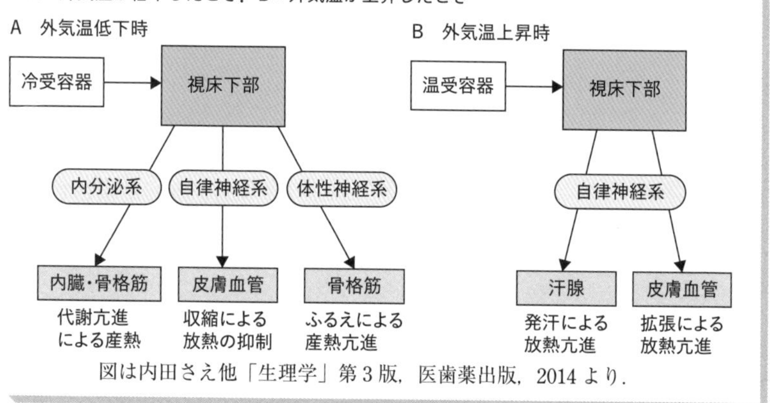

図は内田さえ他「生理学」第3版，医歯薬出版，2014より．

第8章　排　泄

問　題　　解説と解答

1. 腎臓の働き

● 1　腎臓は体液のpH調節に関与する.

① 腎臓はH^+の排泄（分泌），HCO_3^-の再吸収を調節し，体液のpHを安定に保つ.

理・作/鍼灸/あ/柔/看　○

● 2　腎臓は血液の浸透圧調節に関与する.

② 腎臓は塩化ナトリウム（NaCl）などの電解質や水分の排泄（尿成分・尿量）を調節して，血漿浸透圧や血漿量を安定に保つ.

理・作/柔　○

● 3　腎臓には血中の不要物質を除去する働きがある.

③ 腎臓は尿素・尿酸・アンモニア・H^+，薬物代謝物などを尿中に排泄する.

理・作/あ　○

● 4　腎臓の尿生成の機能単位を腎小体という.

④ 腎臓の尿生成の機能単位をネフロン（腎単位）という．ネフロンは1個の腎小体とそれに続く尿細管よりなる.

理・作/あ/薬　腎小体→ネフロン（腎単位）　×

● 5　腎小体は糸球体と輸入細動脈からなる.

⑤ 腎小体は糸球体とボーマン嚢よりなり，腎臓の皮質に局在する.

薬　輸入細動脈→ボーマン嚢　×

問 題 解説と解答

2. 腎循環

1 安静時の腎血流量は心拍出量の約10%である.

① 安静時の腎血流量は約1.2〜1.3 L/分で，心拍出量の約25%（約1/4）に保たれている（腎血流量の自己調節）.

理・作/鍼灸/あ

10%→25% ×

2 腎臓を流れる血液は2ヵ所の毛細血管床を通過する.

② 腎動脈から腎臓に入った血液は糸球体と尿細管周囲の毛細血管床を通過し，最終的に腎静脈から腎臓を出る.

柔

○

3. 糸球体におけるろ過

1 腎臓における原尿生成のメカニズムは拡散である.

① 原尿は血漿中の小さい分子がろ過されて生成する.

あ

拡散→ろ過 ×

2 腎臓に流入した血液は尿細管でろ過される.

② 腎臓に流入した血液は糸球体からボーマン嚢へろ過される．毎分のろ過量を糸球体ろ過量という.

理・作/あ/薬

尿細管→糸球体 ×

3 健康成人において，腎臓の糸球体でアミノ酸はろ過される.

③ 糸球体ではアミノ酸や，ミオグロビンのような小さい分子はろ過される.

あ/看

○

4 健康成人において，腎臓の糸球体でクレアチニンはろ過される.

④ クレアチニンは小さい分子であるため，糸球体の毛細血管壁でろ過される.

あ/柔/看

○

問 題	解説と解答
●5 健康成人において，腎臓の糸球体でアルブミンは大部分ろ過される. □□	⑤アルブミンは，血漿タンパクで大きい分子なので，糸球体でほとんどろ過されない.
理・作/鍼灸/あ/看	大部分ろ過される→ほとんどろ過されない ✕
●6 健康成人において，腎臓の糸球体でグルコースはろ過される. □□	⑥グルコースは単糖類で小さい分子である.
鍼灸/あ/看	○
●7 健康成人において，腎臓の糸球体で血液の細胞成分はろ過される. □□	⑦赤血球や白血球などの血液の細胞成分は，大きいので糸球体でろ過されない.
理・作/鍼灸/あ	ろ過される→ろ過されない ✕
●8 健康成人において，腎臓の糸球体で水はろ過される. □□	⑧糸球体では血漿中の水と小さな分子からなる成分はろ過される.
	○
●9 腎血漿流量の約50%は糸球体でろ過される. □□	⑨腎血漿流量とは腎臓に1分間に流入する血漿量をいう．腎血漿流量の約20%が糸球体でろ過される.
鍼灸/柔	50%→20% ✕
●10 糸球体血圧の低下は糸球体ろ過量を増加させる. □□	⑩糸球体血圧が低下すると，有効ろ過圧が低下するため糸球体ろ過量が減少する.
鍼灸/柔	増加→減少 ✕
●11 血漿膠質浸透圧の上昇は糸球体ろ過量を増加させる. □□	⑪血漿膠質浸透圧はろ過と反対方向に働く圧である．アルブミンの関与が大きい.
鍼灸/あ/柔	増加→減少 ✕

問題	解説と解答
12 ボーマン囊内圧の上昇は糸球体ろ過量を増加させる.	⑫ ボーマン囊内圧はろ過と反対方向に働く圧である.
鍼灸/柔	増加→減少　×
13 糸球体ろ過の原動力は主として血漿の膠質浸透圧である.	⑬ 糸球体ろ過の原動力は主に糸球体血圧である. 有効ろ過圧＝糸球体血圧－血漿の膠質浸透圧－ボーマン囊内圧.
鍼灸/柔	血漿の膠質浸透圧→糸球体血圧　×
14 糸球体ろ過量は1日に約1.5Lである.	⑭ 糸球体ろ過量は1日に約150Lだが, そのうち尿として排泄されるのは約1%である.
理・作/薬	1.5L→150L　×

4. 尿細管における再吸収と分泌

問題	解説と解答
1 腎臓の遠位尿細管が集まってヘンレループを形成する.	① 腎臓の遠位尿細管が集まって集合管を形成する. 尿細管は近位尿細管, ヘンレループ, 遠位尿細管, 集合管に区分される.
理・作	ヘンレループ→集合管　×
2 腎臓においてろ液からの再吸収は糸球体で行われる.	② 尿細管では, 原尿（ろ液）中の身体にとって有用な物質が大部分再吸収され血液中に戻る.
理・作/鍼灸/あ	糸球体→尿細管　×
3 腎臓の尿細管で Na^+ は再吸収される.	③ 尿細管では電解質として Na^+ のほか, Cl^- や HCO_3^- なども再吸収される.
理・作/鍼灸/あ/柔/看/薬	○

問 題	解説と解答
4 近位尿細管では水が能動的に再吸収される. 理・作/柔	④ 近位尿細管では，能動的な Na^+ の再吸収に伴う浸透圧変化によって，受動的に水が再吸収される. 能動的→受動的 ×
5 腎臓の尿細管でアミノ酸は分泌される. 理・作/鍼灸/あ/柔	⑤ 原尿中のアミノ酸の大部分は近位尿細管で再吸収される. 分泌→再吸収 ×
6 健康成人において，原尿中のグルコースの約80%が尿細管で再吸収される. 理・作/あ/柔/看/薬	⑥ 原尿中のグルコースの100%近くが，主に近位尿細管で再吸収される. 80%→100% ×
7 腎臓におけるろ液の水分の約70%は再吸収される. 理・作/鍼灸/あ/柔/看/薬	⑦ 原尿中の水分の約99%が再吸収され，残りの約1%が尿として排泄される. 70%→99% ×
8 腎臓の尿細管でクレアチニンの大部分は再吸収される. 理・作/あ/柔/看	⑧ 尿細管で，クレアチニンはほとんど再吸収も分泌もされない. 再吸収される→再吸収されない ×
9 腎臓の尿細管で H^+ は分泌される. 理・作/鍼灸/あ/柔/薬	⑨ 尿細管において，体液の酸塩基平衡を保つために，H^+ は分泌（排泄）され，HCO_3^- は再吸収される. ○
10 腎臓の尿細管でアンモニアは分泌される. 理・作/鍼灸/あ	⑩ アンモニアはタンパク質の代謝産物であり，尿細管で再吸収されず，分泌される. ○

問 題 | 解説と解答

●11 抗利尿ホルモン（バゾプレッシン）は，集合管での水の再吸収を抑制する．

理・作／鍼灸／あ／柔／看／薬

⑪ 集合管では抗利尿ホルモンの作用により水の再吸収が促進され，尿が濃縮される．

抑制→促進 ×

●12 アルドステロンは尿細管での Na^+の再吸収を抑制する．

理・作／鍼灸／柔／看／薬

⑫ アルドステロンは，尿細管での Na^+の再吸収を促し，それに伴って水の再吸収も促す．このため尿量が減少する．

抑制→促進 ×

5. 尿の組成

●1 尿の pH は一定に保たれる．

あ

① 腎臓は体液の pH が一定になるように H^+の排泄を調節する．尿の pH は 4.5〜8.0 の範囲で変動する．

一定に保たれる→変動する ×

●2 尿には尿素が含まれる．

あ／柔

② 尿には尿素や尿酸などの窒素代謝の最終産物が多く含まれる．

○

●3 尿にはクレアチニンが含まれる．

柔／看

③ クレアチニンは筋の中に存在するクレアチンの代謝産物である．

○

●4 健常者の尿にはグルコースが含まれる．

あ／柔

④ 健常者の尿にはグルコースは含まれない．血糖値が著しく高くなると，グルコースが尿中に出てくる（尿糖）．

含まれる→含まれない ×

問 題 / 解説と解答

● 5 健常者の尿にはタンパク質が含まれる.
□
□

⑤ 健常者ではタンパク質は糸球体ではほとんどろ過されない. 糸球体の炎症などの際にはろ過されて尿に出る.

あ/柔/看

含まれる→含まれない ×

● 6 成人の1日の尿量は約0.8～1.6Lである.
□
□

⑥ 尿量は発汗や水分摂取量などによって増減する.

理・作/看

○

---

6. 腎臓による体液の調節

● 1 体液の浸透圧は視床の浸透圧受容器で感受される.
□
□

① 多量の発汗などで体液の浸透圧が高まると, 視床下部の浸透圧受容器が刺激される.

鍼灸/柔

視床→視床下部 ×

● 2 体液の浸透圧の上昇によりバゾプレッシン分泌が減少する.
□
□

② 体液の浸透圧上昇によりバゾプレッシン分泌が増加する. その結果, 水の再吸収が増加し, 浸透圧が元に戻る.

理・作/鍼灸/柔/看

減少→増加 ×

● 3 細胞外液量が増加すると尿量は減少する.
□
□

③ 細胞外液量が増加すると, 心肺部圧受容器活動が高まり, 尿量が増加し, 細胞外液量は元に戻る.

鍼灸/あ

減少→増加 ×

● 4 心肺部圧受容器の興奮が強くなると渇き感覚が起こる.
□
□

④ 低圧心肺部圧受容器の興奮が弱くなると, 視床下部で渇き感覚とバゾプレシンニューロンの興奮が起こり, 尿量が減少する.

鍼灸

強く→弱く ×

問　題	解説と解答
● 5　細胞外液量が減少するとバゾプレッシン分泌が減少する. □□ 鍼灸/柔/看	⑤ 出血や激しい下痢，脱水などで細胞外液量が減少すると，バゾプレッシン分泌が増加し，尿量が減少する. 減少→増加　×
● 6　細胞外液量が減るとレニン分泌が減少する. □□ 鍼灸/看/薬	⑥ 細胞外液量が減るとレニン分泌が増える. レニンはアンジオテンシノゲンをアンジオテンシンⅠに変換する. 減少→増加　×
● 7　アンジオテンシンⅠは，レニンによりアンジオテンシンⅡに変換される. □□ 薬	⑦ アンジオテンシンⅠは，アンジオテンシン変換酵素によりアンジオテンシンⅡへ変換される. レニン→アンジオテンシン変換酵素　×
● 8　アンジオテンシンⅡはアルドステロン分泌を抑制する. □□ あ/看/薬	⑧ アンジオテンシンⅡは副腎皮質に作用して，副腎皮質からのアルドステロン分泌を促進する. 抑制→促進　×
● 9　腎臓は体液中の過剰な H^+ を尿中に排泄する. □□ 理・作/薬	⑨ 腎臓は体液の pH 調節に関与する. 腎臓は H^+ の排泄を調節する. また緩衝作用に重要な HCO_3^- の再吸収を行う. ○
● 10　腎臓での H^+ の排出が障害されるとアルカローシスになる. □□ 理・作/柔/看	⑩ 腎機能の低下（腎不全など）で体液中の H^+ の排泄が障害されると，体液の pH が低下し，アシドーシスになる. アルカローシス→アシドーシス　×
● 11　体液の浸透圧が低下すると渇き感覚が起こる. □□	⑪ 体液の浸透圧が上昇すると浸透圧受容器が刺激されて，渇きの感覚が起こる. 低下→上昇　×

7. 蓄尿・排尿

●1 副交感神経（骨盤神経）遠心路の活動が高まると排尿筋は弛緩する.
□
□

① 膀胱の排尿筋は平滑筋である. 排尿筋は副交感神経の興奮により収縮し, 交感神経の興奮により弛緩する.

理・作/鍼灸/あ/看

弛緩→収縮　×

●2 外尿道括約筋は平滑筋である.
□
□

② 外尿道括約筋は横紋筋, 内尿道括約筋は平滑筋である.

看

平滑筋→横紋筋　×

●3 健康成人では膀胱容量が 150～400 mL になると尿意を感じる.
□
□

③ 尿意を生じても, 大脳皮質からの指令により外尿道括約筋の収縮が強まり, 排尿を抑えることが出来る.

看

○

●4 蓄尿時には, 反射性に排尿筋が弛緩する.
□
□

④ 蓄尿時には, 反射性に交感神経（下腹神経）活動が高まることにより, 排尿筋が弛緩し, 内尿道括約筋が収縮する.

理・作/あ/看

○

●5 蓄尿時に陰部神経の活動が低下する.
□
□

⑤ 蓄尿時には陰部神経（体性神経）の活動が亢進して外尿道括約筋が収縮し, 尿が漏れ出るのを防ぐ.

理・作/鍼灸/あ

低下→亢進　×

●6 排尿反射は膀胱壁の伸展により誘発される
□
□

⑥ 膀胱に尿が貯まって膀胱壁が伸展されると, その情報は求心路によって中枢に伝えられ, 排尿反射を誘発する.

理・作/柔/看

○

問題	解説と解答
●7 排尿反射の求心路は交感神経中の内臓求心性神経である. □□	⑦ 排尿反射の求心路は骨盤神経中の内臓求心性神経である.
理・作/鍼灸/あ	交感神経中→骨盤神経中 ×
●8 排尿時には膀胱支配の骨盤神経遠心路の活動が減少する. □□	⑧ 排尿時には骨盤神経遠心路の活動が亢進して, 膀胱平滑筋が収縮する. 骨盤神経は第2～4仙髄に入出力する.
理・作/鍼灸/柔/看	減少→亢進 ×
●9 排尿時には内尿道括約筋が収縮する. □□	⑨ 排尿時には下腹神経の活動が低下し, 内尿道括約筋が弛緩する.
理・作/鍼灸/柔/看	収縮→弛緩 ×
●10 排尿時には外尿道括約筋は収縮する. □□	⑩ 排尿時には陰部神経が活動を停止し, 外尿道括約筋が弛緩する.
理・作/鍼灸	収縮→弛緩 ×
●11 脳幹の排尿中枢は延髄にある. □□	⑪ 脳幹の排尿中枢は橋にある.
理・作/鍼灸/柔	延髄→橋 ×
●12 脊髄排尿中枢は胸髄にある. □□	⑫ 膀胱や尿道を支配する神経が出入力する腰仙髄領域を脊髄排尿中枢という. (国試では仙髄が正解とされることが多い).
理・作	胸髄→仙髄 ×
●13 尿意は膀胱内圧の低下により起こる. □□	⑬ 尿意は膀胱内圧上昇により膀胱壁が伸展され, その情報が大脳皮質に伝えられて起こる.
理・作	低下→上昇 ×

問　題	解説と解答
14　随意的排尿には大脳皮質が関与する． 理・作	⑭外尿道括約筋を随意的に弛緩させたり，腹腔内圧を高めたりして随意的排尿が起こる． ○

難　問

問　題	解説と解答
1　尿管には蠕動運動がみられる． 看	①尿管は平滑筋よりなる．尿管の蠕動運動により，尿が腎盂から膀胱へ送られる． ○
2　近位尿細管において，グルコースは Na^+ と共に再吸収される． 薬	②近位尿細管の Na^+-グルコース共輸送体2（SGLT2）は，Na^+ の濃度勾配を利用してグルコースを輸送する． ○
3　ヘンレループにおける水の再吸収は主に上行脚で行われる． 薬	③ヘンレループにおける水の再吸収は主に下行脚で行われる．上行脚は水の透過性がほとんどない． 上行脚→下行脚　×
4　ヘンレループでは Na^+ や Cl^- は再吸収されない． 薬	④ヘンレループの上行脚では Na^+-K^+-$2Cl^-$ 共輸送体による再吸収が行われる． 再吸収されない→再吸収される　×
5　遠位尿細管では K^+ が分泌される． 柔/薬	⑤ K^+ は近位尿細管では再吸収されるが，遠位尿細管や集合管では少量分泌される． ○

8 難問

問題	解説と解答
6 アルドステロンは尿細管での K^+ の分泌を抑制する。 薬	⑥ アルドステロンは，尿細管での Na^+ の再吸収を促し．K^+ と H^+ の分泌を促進する． 抑制→促進 ×
7 イヌリンは，糸球体でろ過され，尿細管では再吸収も分泌もされない． 理・作/柔/看/薬	⑦ イヌリンはろ過のみ行われるので，イヌリン-クリアランスは糸球体ろ過量の指標となる． ○
8 パラアミノ馬尿酸は尿細管で再吸収される． 柔/看	⑧ パラアミノ馬尿酸（PAH）はろ過と分泌が行われるが再吸収はされず，速やかに排泄される． される→されない ×
9 腎臓の排泄能力を表す指標にクリアランスがある． 鍼灸/柔	⑨ 物質Sのクリアランス mL/分＝(Sの尿中濃度/Sの血中濃度)×尿量 mL/分で計算される． ○

第9章 内分泌

問 題　　解説と解答

1. ホルモンの一般的特徴

● 1 ホルモンは微量で標的細胞に作用する.
□
□

① ホルモンは血液中に分泌され，血流によって全身に運ばれ，標的細胞に作用する.

柔　　○

● 2 ペプチドホルモンは単糖類から構成される.
□
□

② ペプチドホルモンは数個から数百個のアミノ酸よりなる. 大多数のホルモンがこれに属する.

柔　　単糖類→アミノ酸　×

● 3 ステロイドホルモンはコレステロールから生成される.
□
□

③ ステロイドホルモンはステロイド核をもつホルモンで，コレステロールから生成される. 副腎皮質ホルモンと性ホルモンがある.

鍼灸/あ/柔/薬　　○

● 4 ステロイドホルモンは水溶性である.
□
□

④ ステロイドホルモン（副腎皮質ホルモンと性ホルモン）と甲状腺ホルモンは脂溶性，ペプチドホルモンとカテコールアミン（副腎髄質ホルモン）は水溶性である.

理・作/鍼灸/柔/看　　水溶性→脂溶性　×

参照事項　ホルモンとその主な作用☞154 頁参照

問　題	解説と解答
5　ステロイドホルモンの受容体は細胞膜にある.	⑤ 脂溶性ホルモンは細胞膜を通過し，細胞内の受容体と結合する．水溶性ホルモンの受容体は細胞膜にある.
鍼灸/あ/柔/看/薬	細胞膜→細胞内　×
6　多くのホルモン分泌は，階層性に支配されている.	⑥ ホルモン分泌の階層性支配では，上位ホルモンが下位ホルモン分泌を調節する.
	○

2. 視床下部

問　題	解説と解答
1　視床下部ホルモンは下垂体門脈に入る.	① 視床下部ホルモンは，下垂体門脈を通って下垂体前葉に運ばれる.
	○
2　GRH（成長ホルモン放出ホルモン）は視床下部ホルモンの1つである.	② 視床下部ホルモンには，下垂体前葉ホルモンの放出ホルモン（RH）と抑制ホルモン（IH）がある.
あ/柔	○
3　ソマトスタチンは成長ホルモンの分泌を抑制する.	③ 視床下部から分泌されるソマトスタチンは，GIH（成長ホルモン抑制ホルモン）ともよばれる．膵臓や消化管からも分泌される.
理・作/あ/看/薬	○
4　ドパミンはプロラクチンの分泌を促進する.	④ 視床下部から分泌されるドパミンは，PIH（プロラクチン抑制ホルモン）ともよばれる.
薬	促進→抑制　×

問題 | 解説と解答

● 5 LHRH（黄体形成ホルモン放出ホルモン）は下垂体前葉ホルモンの1つである.
□
□

⑤ LHRH は GnRH（性腺刺激ホルモン放出ホルモン）ともよばれ，視床下部から分泌される．下垂体前葉からの性腺刺激ホルモン（FSH と LH）の分泌を促進する.

理・作/柔/薬

下垂体前葉ホルモン→視床下部ホルモン ×

● 6 CRH（副腎皮質刺激ホルモン放出ホルモン）は下垂体前葉から分泌される.
□
□

⑥ CRH は視床下部から分泌され，下垂体前葉からの副腎皮質刺激ホルモン（ACTH）の分泌を促進する.

下垂体前葉→視床下部 ×

● 7 CRH はステロイドホルモンの1つである.
□
□

⑦ 視床下部ホルモンはプロラクチン抑制ホルモン以外すべてペプチドホルモンである.

薬

ステロイドホルモン→ペプチドホルモン ×

● 8 TRH は TSH（甲状腺刺激ホルモン）分泌を抑制する.
□
□

⑧ TRH（甲状腺刺激ホルモン放出ホルモン）は視床下部から分泌され，下垂体前葉からの甲状腺刺激ホルモンの分泌を促進する.

薬

抑制→促進 ×

3. 下垂体

● 1 下垂体前葉は神経下垂体である.
□
□

① 下垂体前葉は腺下垂体，下垂体後葉は神経下垂体と呼ばれる.

神経下垂体→腺下垂体 ×

● 2 プロラクチンは下垂体後葉から分泌される.
□
□

② プロラクチンは下垂体前葉ホルモンの1つである.

理・作/あ/柔/看/薬

下垂体後葉→下垂体前葉 ×

問題	解説と解答
● 3 プロラクチンは乳汁の産生・分泌を抑制する.	③ プロラクチンは，乳腺刺激ホルモンである. 乳汁の産生・分泌を促進し，乳腺の発達も促す.
理・作/鍼灸/あ/柔	抑制→促進 ×
● 4 プロラクチンは排卵を促進する.	④ プロラクチンは乳腺刺激作用に加えて，排卵を抑制する作用ももつ.
理・作/あ	促進→抑制 ×
● 5 プロラクチンの分泌は授乳時に低下する.	⑤ 授乳によりプロラクチンの分泌が増加し，乳汁産生が促進される.
理・作/鍼灸/柔	低下→増加 ×
● 6 プロラクチンの分泌は視床下部ホルモンにより調節される.	⑥ プロラクチンの分泌は，視床下部のプロラクチン放出ホルモン（PRH）と抑制ホルモン(PIH)により調節される.
柔/薬	○
● 7 成長ホルモンは下垂体後葉から分泌される.	⑦ 成長ホルモンは下垂体前葉で合成・分泌されるホルモンの1つである. 夜間に分泌が増える.
理・作/鍼灸/あ/柔/看	下垂体後葉→下垂体前葉 ×
● 8 成長ホルモンにはタンパク質合成を抑制する作用がある.	⑧ 成長ホルモンはタンパク質合成や軟骨形成を促進する.
理・作/鍼灸/あ/柔	抑制→促進 ×
● 9 成長ホルモンは血糖を低下させる作用をもつ.	⑨ 成長ホルモンは血糖値上昇，脂肪酸遊離などの作用ももつ.
鍼灸/あ/柔/看/薬	低下→上昇 ×

問題 / 解説と解答

10 成長ホルモンの分泌は視床下部ホルモンによる調節を受ける.

⑩ 成長ホルモンの分泌は，視床下部からの放出ホルモン（GRH）と抑制ホルモン（GIH＝ソマトスタチン）の調節を受ける.

理・作／柔／薬

○

11 成人では成長ホルモン分泌の過剰により低身長症になる.

⑪ 成長ホルモンの分泌過剰で成長期では巨人症に，成人では末端肥大症になる．成長期の分泌低下で低身長症になる.

理・作／薬

低身長症→末端肥大症 ×

12 甲状腺刺激ホルモン（TSH）は甲状腺から分泌される.

⑫ TSH は下垂体前葉から分泌され，甲状腺を刺激して甲状腺ホルモンの産生と分泌を促す.

理・作／柔／看

甲状腺→下垂体前葉 ×

13 ACTH（副腎皮質刺激ホルモン）は視床下部から分泌される.

⑬ ACTH は下垂体前葉から分泌され，副腎皮質ホルモンの産生と分泌を促す.

理・作／鍼灸／柔

視床下部→下垂体前葉 ×

14 副腎皮質刺激ホルモンはコルチコステロイドの分泌を抑制する.

⑭ 副腎皮質刺激ホルモンは，副腎皮質ホルモン（コルチコステロイド，コルチコイド）の分泌を促進する.

鍼灸／あ／柔／看／薬

抑制→促進 ×

15 副腎皮質刺激ホルモンの産生・分泌は血中コルチコイドによる負のフィードバック制御を受ける.

⑮ 一般に下位ホルモンの血中濃度が上昇すると，上位ホルモンの産生・分泌が抑制される.

柔／看／薬

○

問題	解説と解答
16 性腺刺激ホルモンは下垂体前葉から分泌される. 理・作/あ/柔/看/薬	⑯ 性腺刺激ホルモンにはLH（黄体形成ホルモン）とFSH（卵胞刺激ホルモン）がある. ○
17 女性では，卵胞刺激ホルモン（FSH）はプロジェステロンの分泌を促進する. 理・作/あ/薬	⑰ 女性では卵胞刺激ホルモンは，卵胞の成熟を促してエストロジェンの生成・分泌を促進する．黄体形成ホルモンがプロジェステロンの分泌を促進する. プロジェステロン→エストロジェン ×
18 男性では卵胞刺激ホルモンは精子の形成を抑制する. 柔/看	⑱ 男性では卵胞刺激ホルモンは，精巣の精細管の発育と精子形成を促す. 抑制→促進 ×
19 女性では，黄体形成ホルモン（LH）は排卵の抑制作用がある. 理・作/鍼灸/あ/柔/看/薬	⑲ 女性では，LH分泌の急激な上昇（LHサージ）により排卵が誘発される. 抑制作用→誘発（刺激）作用 ×
20 男性では，黄体形成ホルモンはテストステロン分泌を促進する. あ/薬	⑳ 男性では，LHは精巣の間質細胞からテストステロンの生成と分泌を促す. ○
21 下垂体後葉ホルモンは下垂体後葉で産生される. 鍼灸/柔	㉑ 下垂体後葉ホルモンは，視床下部にある神経細胞の細胞体で産生され，軸索の中を後葉まで運ばれ，分泌される. 下垂体後葉→視床下部 ×
22 オキシトシンはアミン類である. 鍼灸/薬	㉒ オキシトシンは9個のアミノ酸よりなるペプチドホルモンである. アミン類→ペプチドホルモン ×

問題 / 解説と解答

●23 オキシトシンは下垂体前葉から分泌される.
□
□

㉓ オキシトシンは下垂体後葉から分泌される.

理・作/鍼灸/あ/柔/看

下垂体前葉→下垂体後葉 ×

●24 オキシトシンは子宮筋を弛緩させる作用をもつ.
□
□

㉔ オキシトシンは子宮平滑筋の収縮力を強める.

鍼灸/あ/看/薬

弛緩→収縮 ×

●25 オキシトシンの分泌は授乳時に増加する.
□
□

㉕ 授乳による乳頭吸引刺激によりオキシトシンの分泌が亢進し，乳汁が排出される．この反射を射乳反射という.

鍼灸/あ/柔/看

○

●26 バゾプレッシンは腎臓から分泌される.
□
□

㉖ バゾプレッシンは下垂体後葉から分泌され，腎臓の主に集合管に作用する.

理・作/鍼灸/あ/柔/看/薬

腎臓→下垂体後葉 ×

●27 バゾプレッシンは抗利尿ホルモンである.
□
□

㉗ 利尿とは尿量を増やす作用，「抗利尿」とは尿量を減らす作用を意味する.

理・作/鍼灸/あ/柔/看

○

●28 バゾプレッシンは腎臓での Na^+ の再吸収を促進する.
□
□

㉘ バゾプレッシンは腎臓における水の再吸収を促進して，尿量を減らす．また，血管収縮作用をもち血圧を上げる.

鍼灸/看/薬

Na^+→水 ×

●29 血漿浸透圧が上昇するとバゾプレッシン分泌が低下する.
□
□

㉙ 血漿浸透圧が上昇すると，バゾプレッシン分泌が増加して，尿量が減少し，浸透圧が正常化する.

理・作/鍼灸/柔/看

低下→増加 ×

問題　解説と解答

4. 甲状腺・副甲状腺

1 甲状腺ホルモンはステロイドホルモンである.

① 甲状腺ホルモンはアミン類のホルモンである.

理・作/あ

ステロイドホルモン→アミン類　×

---

2 サイロキシンは甲状腺から分泌される.

② 甲状腺ホルモンには，1分子中にヨウ素原子が3つのトリヨードサイロニン（T_3）と4つのサイロキシン（T_4）がある．作用はT_3の方が強い.

理・作/鍼灸/あ/柔/看/薬

○

---

3 甲状腺ホルモンは神経細胞で産生される.

③ 甲状腺ホルモンは甲状腺の組織内にあるろ胞細胞で産生される.

看

神経細胞→ろ胞細胞　×

---

4 サイロキシンには体温低下作用がある.

④ サイロキシンは基礎代謝を亢進させ，産熱を高め，体温を上昇させる.

理・作/鍼灸/あ/柔/看

体温低下作用→体温上昇作用　×

---

5 サイロキシンには発育抑制作用がある.

⑤ サイロキシンは成長ホルモンの働きを増強する.

理・作/鍼灸

発育抑制作用→発育促進作用　×

---

6 甲状腺ホルモンは血糖を低下させる作用をもつ.

⑥ 甲状腺ホルモンは肝グリコーゲン分解を促進して血糖を増やす.

理・作/鍼灸/あ/柔

低下→上昇　×

問　題	解説と解答
7　甲状腺ホルモンは酸素消費量を減少させる． 柔	⑦甲状腺ホルモンの作用により代謝が亢進するため酸素消費量も増加する． 減少→増加　×
8　甲状腺ホルモン分泌は，視床下部-下垂体系の調節を受ける． 鍼灸/あ/柔/看	⑧視床下部-下垂体前葉（TRH-TSH）系を介して階層性に甲状腺ホルモンの分泌が調節される． ○
9　サイロキシンが増加すると甲状腺刺激ホルモンの分泌が促進される． 柔/看	⑨サイロキシンが増加すると，フィードバック調節により視床下部からのTRH，下垂体前葉からのTSH分泌が抑制される． 促進→抑制　×
10　寒冷時に甲状腺ホルモンの分泌が減少する． 柔	⑩寒冷時に甲状腺ホルモンの分泌が増加して産熱が亢進する． 減少→増加　×
11　カルシトニンは甲状腺から分泌される． 理・作/鍼灸/あ/柔/看	⑪カルシトニンは甲状腺にある傍ろ胞細胞（C細胞）から分泌される． ○
12　カルシトニンは血中 Ca^{2+} 濃度を上昇させる． 理・作/あ/柔/薬	⑫カルシトニンは骨と腎臓どちらに対しても，血中 Ca^{2+} 濃度を低下させる方向に作用する． 上昇→低下　×
13　カルシトニンは骨からの Ca^{2+} 放出を促進する． あ/柔/看/薬	⑬カルシトニンは骨から血中への Ca^{2+} 放出（骨吸収）を抑制し，血中 Ca^{2+} 濃度を低下させる． 促進→抑制　×

問題	解説と解答
●14 カルシトニンは破骨細胞の働きを促進する. □□ 薬	⑭ カルシトニンは破骨細胞の働きを抑制して骨吸収を抑える. 促進→抑制 ✕
●15 血中 Ca^{2+} 濃度が増加するとカルシトニン分泌が抑制される. □□ 理・作/あ/柔/看	⑮ 血中 Ca^{2+} 濃度が上昇するとカルシトニン分泌が増加し，血中 Ca^{2+} 濃度が低下するとパラソルモン分泌が増加する. 抑制→促進 ✕
●16 パラソルモンは甲状腺から分泌される. □□ 理・作/あ/柔/看	⑯ パラソルモンは副甲状腺（上皮小体）から分泌される．副甲状腺ホルモン（上皮小体ホルモン）ともいう. 甲状腺→副甲状腺 ✕
●17 パラソルモンは骨からの Ca^{2+} の放出を抑制する. □□ 理・作/あ/柔	⑰ パラソルモンは骨からの Ca^{2+} の放出（骨吸収）を促進する. 抑制→促進 ✕
●18 パラソルモンは血中 Ca^{2+} 濃度を低下させる. □□ 理・作/あ/柔/看/薬	⑱ パラソルモンは，血中 Ca^{2+} 濃度を上昇させる．血中 Ca^{2+} 濃度が低下すると，パラソルモン分泌が増加する. 低下→上昇 ✕
●19 ビタミンDは腸管からの Ca^{2+} の吸収を抑制する. □□ 理・作/柔/薬	⑲ ビタミンDは腸管からの Ca^{2+} 吸収を促進する. 抑制→促進 ✕
●20 パラソルモンは腸管からの Ca^{2+} の吸収促進に関与する. □□ 柔	⑳ パラソルモンは腎臓でのビタミンD活性化を促進することにより，間接的に腸からの Ca^{2+} の吸収を促す. ○

問題 | 解説と解答

21 パラソルモンは腎臓からのCa^{2+}の排泄を促す.

㉑ パラソルモンは, 腎臓の尿細管におけるCa^{2+}の再吸収を促して, 代わりにPの排泄を促進する.

柔/看/薬

促す→抑制する ×

5. 膵臓

1 インスリンはランゲルハンス島で産生される.

① ランゲルハンス島(膵島)のA細胞からグルカゴン, B細胞からインスリン, D細胞からソマトスタチンが内分泌される.

理・作/鍼灸/あ/柔/看/薬

○

2 インスリンはステロイドホルモンである.

② インスリンはペプチドホルモンである.

あ/柔/薬

ステロイドホルモン→ペプチドホルモン ×

3 インスリンは血糖値を上昇させる.

③ インスリンは血糖値を低下させる. 血糖を低下させるホルモンはインスリンだけである.

理・作/鍼灸/あ/柔/薬

上昇→低下 ×

4 インスリンは細胞内へのグルコースの取り込みを抑制する.

④ インスリンは, 筋や脂肪のグルコーストランスポーターを活性化して, 細胞内へのグルコース取り込みを促進し, 血糖値を低下させる.

理・作/あ/柔/看/薬

抑制→促進 ×

5 インスリンはグリコーゲンの分解を促進する.

⑤ インスリンはグルコースをグリコーゲンに変換することによっても血糖値を下げる.

あ/柔/薬

分解→合成 ×

問題	解説と解答
○6 インスリンの分泌低下は糖尿病の原因になる. □□ あ/柔	⑥インスリンの分泌が低下すると血糖が高くなり，糖尿病となる. ○
○7 インスリン分泌は血糖値が上昇すると抑制される. □□ あ/柔/看/薬	⑦血糖値が上昇するとインスリン分泌が促進される. 抑制→促進 ×
○8 インスリンの分泌は自律神経の影響を受ける. □□ 理・作/薬	⑧インスリン分泌は主に血糖値の上昇によって促進されるが，迷走神経によっても促進される. ○
○9 グルカゴン分泌は血糖値が低下すると抑制される. □□ 理・作/鍼灸/あ/柔/看/薬	⑨血糖値が低下するとグルカゴンの分泌が促進される. グルカゴンはインスリンと逆の働きをするホルモンである. 抑制→促進 ×
○10 グルカゴンは肝臓から分泌される. □□ 理・作/柔/看/薬	⑩グルカゴンは膵臓のランゲルハンス島から分泌されるペプチドホルモンである. 肝臓→膵臓 ×
○11 グルカゴンは血糖値を低下させる. □□ 理・作/鍼灸/あ/柔/看/薬	⑪グルカゴンは，グリコーゲンの分解や糖新生を促して血糖値を上昇させる. 空腹時にグルカゴンの分泌は増加する. 低下→上昇 ×
○12 グルカゴンは血中の遊離脂肪酸濃度を低下させる. □□ 看/薬	⑫グルカゴンは脂肪細胞での脂肪分解を促進し，血中の遊離脂肪酸濃度を上昇させる. 低下→上昇 ×

問題 解説と解答

● 13 血糖値は食後に低下する．
□
□

⑬ 食事後には糖類が吸収されるため血糖値が上昇する．

鍼灸

低下→上昇 ×

● 14 空腹時の正常血中グルコース濃度は約 200 mg/dL である．
□
□

⑭ 健常人で空腹時血糖値は約 100（70～110）mg/dL である．

理・作/鍼灸/柔

200 mg/dL→100（70～110）mg/dL ×

6. 副腎髄質

● 1 副腎髄質ホルモンには心機能促進作用がある．
□
□

① 副腎髄質ホルモンは，心収縮力と心拍数を増加させ，心拍出量を増加させる．

柔

○

● 2 副腎髄質ホルモンには血圧上昇作用がある．
□
□

② 副腎髄質ホルモンは心拍出量を増加させ，大部分の血管を収縮させる．このため血圧は上昇する．

理・作/鍼灸/柔

○

● 3 副腎髄質ホルモンにはグリコーゲン合成の促進作用がある．
□
□

③ 副腎髄質ホルモン（アドレナリンなど）はグリコーゲン分解を促進し，血糖値を上昇させる．血糖値の低下により副腎髄質ホルモン分泌が増加する．

理・作/柔/看

グリコーゲン合成→グリコーゲン分解 ×

● 4 副腎髄質ホルモンには熱産生の抑制作用がある．
□
□

④ 副腎髄質ホルモンは代謝を亢進させ，熱産生を増大させる．寒冷時には副腎髄質ホルモン分泌が増加する．

理・作/柔/看

抑制作用→亢進作用 ×

問題 | 解説と解答

●5 副腎髄質ホルモン分泌は緊急反応時に増加する.
□
□

⑤ 副腎髄質ホルモン分泌は緊急事態に増加して，血圧上昇，血糖値上昇，気管支拡張などを起こす.

あ/柔/看

○

●6 副腎髄質ホルモンの分泌は副交感神経により調節される.
□
□

⑥ 副腎髄質ホルモンの分泌は，交感神経の支配を受ける.

理・作/あ/柔/薬

副交感神経→交感神経 ×

●7 副腎髄質ホルモン分泌は血圧が低下すると反射性に抑制される.
□
□

⑦ 血圧が低下すると圧受容器反射により交感神経を介して副腎髄質ホルモンの分泌が促進される.

看

抑制→促進 ×

●8 アドレナリンは副腎髄質から分泌される.
□
□

⑧ 副腎髄質からは大量のアドレナリンとわずかのノルアドレナリン，ごくわずかのドパミンが分泌される.

理・作/鍼灸/柔/看

○

●9 副腎髄質からカテコールアミンが分泌される.
□
□

⑨ アドレナリン，ノルアドレナリン，ドパミンなど，カテコール核をもつモノアミンをカテコールアミンという.

理・作/鍼灸/看

○

●10 副腎髄質ホルモンはチロシンから合成される.
□
□

⑩ チロシンから，L-ドーパ→ドパミン→ノルアドレナリン→アドレナリンの順に合成される.

薬

○

●11 アドレナリンには骨格筋の血管拡張作用がある.
□
□

⑪ アドレナリンは β 受容体を介して骨格筋の血管を拡張させる.

理・作

○

問題	解説と解答
12 アドレナリンは心拍出量を減少させる. □□	⑫アドレナリンはβ受容体を介して，心収縮力と心拍数を増加させ，心拍出量を増加させる.
理・作/あ/柔	減少→増加 ×
13 アドレナリンには血中遊離脂肪酸の低下作用がある. □□	⑬アドレナリンは脂肪の分解を促し，血中遊離脂肪酸を増加させる.
理・作	低下作用→増加作用 ×
14 アドレナリンには血糖の低下作用がある. □□	⑭アドレナリンは肝臓におけるグリコーゲンの分解を促進し，血糖値を上昇させる.
理・作/鍼灸/あ/柔/看	低下作用→上昇作用 ×
15 ストレス反応ではアドレナリン分泌が亢進する. □□	⑮副腎髄質ホルモン分泌はストレスにより増加する.
柔/看	○
16 ノルアドレナリンは血管収縮作用をもつ. □□	⑯ノルアドレナリンの血管収縮作用はα受容体を介する.
あ	○
17 アドレナリンはノルアドレナリンよりも血圧上昇作用が強い. □□	⑰ノルアドレナリンはアドレナリンよりも末梢血管収縮作用が強いため，血圧上昇作用が強い.
鍼灸/看	強い→弱い ×
18 アドレナリンは肝臓での糖新生を促進する. □□	⑱アドレナリンは糖新生を促進することによっても血糖値を上昇させる.
理・作/あ/柔/看	○

問題 解説と解答

7. 副腎皮質

1 副腎皮質ホルモンはペプチドホルモンである.

① 副腎皮質ホルモンはステロイドホルモンである.

理・作/あ/柔/薬 ペプチドホルモン→ステロイドホルモン ×

2 コルチゾルは副腎髄質ホルモンである.

② コルチゾルは糖質コルチコイド(グルココルチコイド)の1つで副腎皮質束状帯から分泌される.

理・作/鍼灸/柔/薬 副腎髄質ホルモン→副腎皮質ホルモン ×

3 糖質コルチコイドはアミノ酸から作られる.

③ ステロイドホルモン(副腎皮質ホルモン,性ホルモン)はすべてコレステロールから作られる.

鍼灸/柔/薬 アミノ酸→コレステロール ×

4 副腎皮質ホルモンの受容体は細胞膜にある.

④ 副腎皮質ホルモンは細胞膜を透過し,細胞内の受容体に結合して核内に入る.

柔 細胞膜→細胞内 ×

5 副腎皮質ホルモンは標的細胞内のDNAに作用する.

⑤ 副腎皮質ホルモンは標的細胞の核内に入り,DNAに作用して特定の遺伝子を活性化し特定のタンパク質の合成を促す.

鍼灸 ○

6 コルチゾルは糖新生を抑制する.

⑥ コルチゾルは糖新生を促して血糖値を上昇させる.

理・作/鍼灸/あ/柔/看/薬 抑制→促進 ×

問題	解説と解答
● 7 糖質コルチコイドはアレルギー症状を増強する. □ □ 理・作/鍼灸/あ/柔/看/薬	⑦ 糖質コルチコイドは抗炎症, 抗アレルギー作用, 免疫抑制作用をもつ. 増強→抑制 ×
● 8 糖質コルチコイドは胃液の粘液分泌を促進する. □ □ 鍼灸	⑧ 糖質コルチコイドは, 粘液分泌を抑制し, 胃酸分泌を促進する. このため分泌が高まると胃潰瘍が起こりやすい. 促進→抑制 ×
● 9 糖質コルチコイドの分泌には日内変動がみられる. □ □ 理・作/鍼灸/あ/柔	⑨ 糖質コルチコイドの分泌は早朝に高く, 夜間に低いという日内変動がある. ○
● 10 糖質コルチコイドの分泌は視床下部-下垂体系の調節を受ける. □ □ 鍼灸/あ/柔	⑩ 糖質コルチコイドの分泌は, 視床下部-下垂体前葉 (CRH-ACTH) 系の調節を受ける. ○
● 11 糖質コルチコイドは正のフィードバックによりACTH分泌を抑える. □ □ 柔/看	⑪ 糖質コルチコイドの分泌が増えると, 負のフィードバック機構により視床下部や下垂体に作用しCRHやACTHの分泌を抑える. 正→負 ×
● 12 ストレス反応ではコルチコステロン分泌が低下する. □ □ 理・作/鍼灸/柔	⑫ ストレスによりコルチコステロン分泌が亢進する. コルチコステロンも糖質コルチコイドの1つである. 低下→亢進 ×
● 13 アルドステロンは腎臓から分泌される. □ □ 理・作/柔/看/薬	⑬ アルドステロンは, 副腎皮質球状層から分泌され腎臓に作用する. 腎臓→副腎皮質 ×

問題	解説と解答
14 アルドステロンは電解質調節に関与する。 理・作/あ/薬	⑭ アルドステロンは電解質コルチコイド（ミネラルコルチコイド）の代表である。 ○
15 アルドステロンは腎臓での Na^+再吸収を低下させる。 鍼灸/あ/柔/看/薬	⑮ アルドステロンは腎臓での Na^+再吸収を促進し，K^+排泄を促す。 低下→促進 ×
16 アルドステロンは血圧を低下させる。 柔	⑯ アルドステロンは Na^+の再吸収に伴って水の再吸収を促進し，血液量の増大により血圧上昇を起こす。 低下→上昇 ×
17 レニンは腎臓で産生される。 理・作/あ/柔/看/薬	⑰ レニンは腎臓の糸球体近接細胞から分泌される．主に血液量や血中 Na^+濃度の変化により分泌が調節される。 ○
18 レニンはアンジオテンシノゲンを活性化する。 あ/看/薬	⑱ レニンは血中のアンジオテンシノゲンをアンジオテンシンⅠに活性化する。 ○
19 アンジオテンシンⅡはアルドステロンの分泌を促進する。 あ/看/薬	⑲ アンジオテンシンⅠは肺の血管内皮などが産生する変換酵素によりアンジオテンシンⅡとなり，副腎皮質に作用してアルドステロンの分泌を促進する。 ○

問　題　　　解説と解答

●20 アンジオテンシンⅡは血管を拡張させる.
□
□

⑳ アンジオテンシンⅡは強力な血管収縮作用をもつ.

鍼灸/看/薬

拡張→収縮　×

●21 レニン分泌は血圧の低下により減少する.
□
□

㉑ 血液量が減少して血圧が低下すると，レニン分泌が増加し，レニン-アンジオテンシン-アルドステロン系が作動する.

柔/看

減少→増加　×

●22 副腎アンドロジェンは女性化作用をもつ.
□
□

㉒ 副腎アンドロジェンは男性化作用をもつ．アンドロジェンは男性ホルモンの総称である.

あ/柔

女性化作用→男性化作用　×

8. 性　腺

● 1 テストステロンはペプチドホルモンである.
□
□

① テストステロンは，ステロイドホルモンで，男性ホルモンの代表である.

あ/柔/薬

ペプチドホルモン→ステロイドホルモン　×

● 2 テストステロンは精子形成を抑制する.
□
□

② テストステロンは精巣の間質細胞から分泌され，精巣のセルトリ細胞に作用して精子形成を促す.

理・作/柔/看/薬

抑制→促進　×

● 3 男性ホルモンは骨の成長を促進する作用をもつ.
□
□

③ 男性ホルモンは骨基質や筋肉のタンパク質合成を促す.

理・作/柔/看/薬

○

問題	解説と解答
●4 テストステロンは性欲を亢進する. □□	④エストロジェンにも性欲亢進作用がある.
柔	○
●5 テストステロンは男性の第二次性徴の発現を促す. □□	⑤男性の第二次性徴は,外生殖器の発育,体毛の成長,甲状軟骨突出,声変わりなどである.
柔	○
●6 テストステロンの分泌は下垂体後葉ホルモンにより調節される. □□	⑥テストステロンの分泌は,視床下部-下垂体前葉(GnRH-LH)系により階層性に調節される.
鍼灸/柔	下垂体後葉ホルモン→下垂体前葉ホルモン ×
●7 エストロジェン(卵胞ホルモン)はペプチドホルモンである. □□	⑦エストロジェンはステロイドホルモンである.
鍼灸/柔	ペプチドホルモン→ステロイドホルモン ×
●8 エストロジェンは子宮から分泌される. □□	⑧女性の性腺である卵巣の卵胞からエストロジェンが分泌される.
理・作/鍼灸/柔/看	子宮→卵巣(卵胞) ×
●9 エストロジェンの分泌は卵巣周期の黄体期に最も多い. □□	⑨エストロジェン(卵胞ホルモン)は卵胞が成熟する時期(卵胞期)に分泌が増加する.
鍼灸	黄体期→卵胞期 ×
●10 エストロジェンは卵胞の発育を抑制する. □□	⑩エストロジェンは卵胞の発育を促す.
鍼灸/柔	抑制→促進 ×

問題	解説と解答
●11 エストロジェンは子宮内膜の増殖を抑制する. □□ 鍼灸/あ/柔/看	⑪ エストロジェンは子宮内膜の増殖を促進する. 抑制→促進 ×
●12 エストロジェンは女性の第二次性徴の発現を促す. □□ 理・作/看	⑫ 女性の第二次性徴は，乳房の発達，骨格の女性化，皮下脂肪の沈着などである. ○
●13 エストロジェンは乳腺の発達を抑制する作用をもつ. □□ 理・作/鍼灸	⑬ エストロジェンやプロジェステロンは乳腺の発達を促進する. 抑制→促進 ×
●14 エストロジェンの分泌は卵胞刺激ホルモンにより亢進する. □□ 鍼灸/薬	⑭ エストロジェンの分泌は，視床下部-下垂体前葉（GnRH-FSH）系と LH により階層性に調節される. ○
●15 プロジェステロン（黄体ホルモン）の分泌は視床下部-下垂体系により調節される. □□ 理・作/柔/看	⑮ プロジェステロンの分泌は，視床下部-下垂体前葉（GnRH-LH）系により階層性に調節される. ○
●16 プロジェステロンの血中濃度は排卵後に低下する. □□ 鍼灸/あ/柔/看	⑯ 排卵後に卵胞が黄体になると，黄体からプロジェステロンが分泌される. 低下→増加 ×
●17 プロジェステロンは妊娠の維持に働く. □□ 鍼灸/あ/柔	⑰ エストロジェンは受精の準備，プロジェステロンは妊娠の維持に重要である. ○

問題	解説と解答
18 プロジェステロンは基礎体温を下げる.	⑱ プロジェステロンには代謝亢進作用があり，体温を上昇させる．そのため排卵後に基礎体温が上昇する.
鍼灸/柔/看/薬	下げる→上げる ✕
19 プロジェステロンは子宮内膜の腺分泌を抑制する.	⑲ プロジェステロンは子宮内膜の腺分泌を促進し，受精卵の着床を容易にする.
鍼灸/あ/看/薬	抑制→促進 ✕
20 プロジェステロンは排卵を促進する作用がある.	⑳ プロジェステロンは排卵を抑制する.
理・作/鍼灸	促進→抑制 ✕

難　問

問題	解説と解答
1 ペプチドホルモンは細胞外に拡散される.	① ペプチドホルモンやタンパク質などの大きな分子は細胞膜を自由に通過できないため，膜動輸送（サイトーシス）で開口放出される.
柔	拡散→開口放出（分泌） ✕
2 成長ホルモンは，インスリン様成長因子-I（IGF-I，別名ソマトメジンC）の分泌を促す.	② 成長ホルモンは，肝臓や種々の組織でのIGF-I産生を促す．IGF-Iは，骨や筋などの成長を促す.
薬	○
3 血圧が低下すると，抗利尿ホルモン分泌が亢進する.	③ 抗利尿ホルモン分泌が亢進すると，尿量が減少し，体液の喪失が防がれる.
柔/看	○

問　題 | 解説と解答

○ 4　サイロキシンは，末梢組織でトリヨードサイロニンに転換される．
□
□

④ 甲状腺からは主にT_4が分泌される．T_3の多くは末梢組織において，T_4からの脱ヨウ素化により生じる．

薬

○

○ 5　組織で生理作用を示すT_4およびT_3は血漿タンパク結合型である．
□
□

⑤ 甲状腺ホルモンは血漿タンパク（グロブリン）に結合した型で血液中を運搬され，遊離型になって組織で生理作用を示す．

薬

血漿タンパク結合型→遊離型　×

○ 6　甲状腺機能低下症では眼球突出がみられる．
□
□

⑥ バセドウ病は甲状腺機能亢進症の代表で，心悸亢進，眼球突出などの症状がみられる．

理・作/柔/看/薬

甲状腺機能低下症→甲状腺機能亢進症　×

○ 7　橋本病では甲状腺機能の亢進がみられる．
□
□

⑦ 橋本病（慢性甲状腺炎）では甲状腺機能が低下する．

理・作

亢進→低下　×

○ 8　上皮小体機能が亢進するとテタニーになる．
□
□

⑧ 上皮小体機能の低下により血中Ca^{2+}濃度が低下すると，骨格筋の不随意的収縮（テタニー）を引き起こす．

理・作/鍼灸/柔/看

亢進→低下　×

○ 9　テタニーではトルーソー徴候が現れる．
□
□

⑨ トルーソー徴候は，上腕部を圧迫すると，手の持続的筋収縮が起こり，特有の手つきを示す現象をいう．テタニーの診断に用いられる．

柔

○

問題	解説と解答
●10　活性型ビタミン D_3 は腎臓で作られる．□□ 柔/薬	⑩ ビタミン D_3 が肝臓および腎臓で水酸化されて活性型になり，腸管からカルシウム吸収を促進する．　○
●11　血漿 Ca^{2+} 濃度が低くなると，運動神経の興奮性が低下する．□□ 柔	⑪ 血漿 Ca^{2+} 濃度が低下すると，運動神経と筋細胞の興奮性が上昇してテタニーを引き起こす．　低下→上昇　×
●12　インスリンはタンパク質の合成を促進する作用をもつ．□□ 柔/看/薬	⑫ インスリンはアミノ酸や脂肪の細胞内への取り込みを促進し，タンパク質や脂肪の合成を促進する．　○
●13　インスリン受容体はGタンパク共役型である．□□ 柔/薬	⑬ インスリン受容体はチロシンキナーゼ共役型で，インスリンが受容体に作用するとチロシンキナーゼが活性化する．　Gタンパク共役型→チロシンキナーゼ共役型　×
●14　カテコールアミンの作用発現は，標的細胞内のセカンドメッセンジャーを介する．□□ 鍼灸	⑭ 水溶性ホルモンの多くは，標的細胞の細胞膜上の受容体に作用して，細胞内でセカンドメッセンジャー（cAMPや Ca^{2+}）を介して生理作用を発現する．　○
●15　水溶性ホルモンは運搬タンパクと結合して血液中を移動する．□□ 柔	⑮ ステロイドホルモンや甲状腺ホルモンなどの脂溶性ホルモンは運搬タンパクと結合して運ばれる．　水溶性→脂溶性　×

問題	解説と解答
●16 アドレナリンのβ受容体刺激により，細胞内のcAMPが減少する. □ □ 薬	⑯ β受容体が刺激されると，cAMPの増加を介して細胞内情報伝達系が働く. 減少→増加 ✕
●17 糖質コルチコイドの過剰分泌は皮下脂肪の分布に影響を及ぼす. □ □ 理・作/柔/看/薬	⑰ 副腎皮質機能亢進症であるクッシング症候群では高血糖，高血圧，中心性肥満（体幹のみの肥満）がみられる. ○
●18 安静仰臥時には血漿レニン活性が立位時より高い. □ □ 看	⑱ レニン分泌は交感神経の調節を受ける．安静仰臥時は立位時より交感神経の活動が低いので，レニン活性が低い. 高い→低い ✕
●19 低血糖により副腎皮質刺激ホルモンの分泌が抑制される. □ □ 看	⑲ 絶食，外傷，感染などの各種ストレスはCRH-ACTH系を介して糖質コルチコイドの分泌を促進する. 抑制→促進 ✕
●20 副腎皮質刺激ホルモンは，ミネラルコルチコイド（電解質コルチコイド）の産生を促進する. □ □ 柔/薬	⑳ 電解質コルチコイドは主にレニン-アンジオテンシン系により調節されるが，視床下部-下垂体前葉系によっても調節される. ○
●21 ナトリウム摂取不足はアルドステロン分泌を減少させる. □ □ 看	㉑ 血漿 Na^+ 濃度低下は直接作用によりアルドステロン分泌を促進する. 減少→増加 ✕

9 難問

問題	解説と解答
●22　テストステロン分泌はFSHにより亢進する. □□	㉒テストステロン分泌はLHにより亢進する．FSHは精細胞に作用して，精子形成を促す．
薬	FSH→LH　×
●23　メラトニンの分泌は昼間よりも夜間に低下する. □□	㉓松果体から分泌されるメラトニンは，夜間に分泌が増加する．
理・作/鍼灸/あ/看	低下→上昇　×
●24　心臓はホルモンを分泌する. □□	㉔心房から心房性Na利尿ペプチド（ANP），心室から脳Na利尿ペプチド（BNP）が分泌される．いずれも心不全などで静脈還流が増えると分泌が増加する．
柔	○

参照事項

■内分泌腺の器官

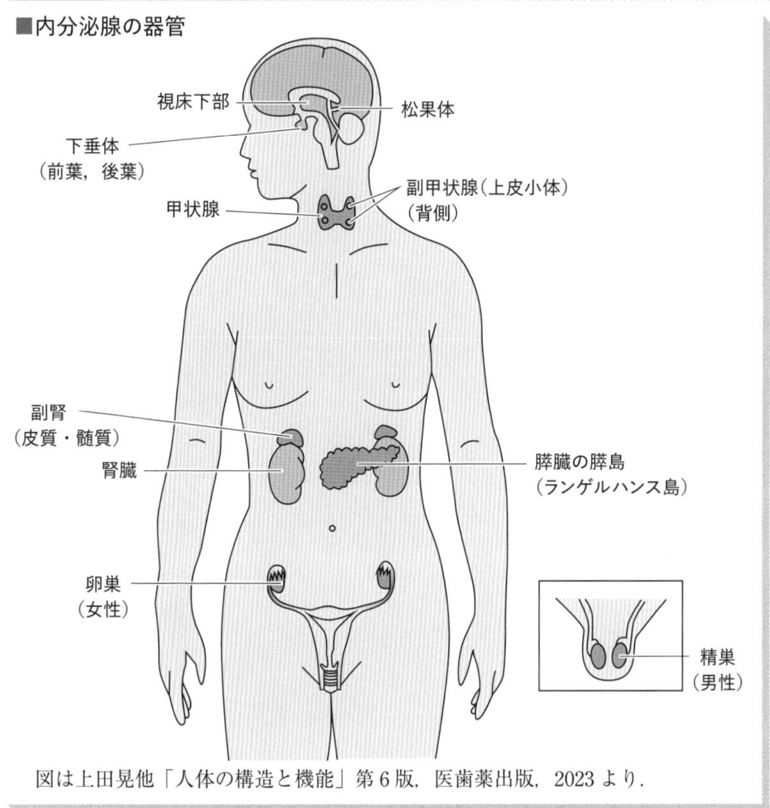

図は上田晃他「人体の構造と機能」第6版，医歯薬出版，2023より．

参照事項

■ホルモンとその主な作用

分泌器官	ホルモン	主な標的組織	主な作用
視床下部	放出ホルモン（GnRH, CRH等）	下垂体前葉	特異的なホルモンの分泌を刺激
	抑制ホルモン（PIH, GIH等）	下垂体前葉	特異的なホルモンの分泌を抑制
下垂体前葉	成長ホルモン（GH）	多くの組織	タンパク質合成促進，成長促進
	プロラクチン（PRL）	乳腺	乳房・乳腺の発育と乳汁産生・分泌
	甲状腺刺激ホルモン（TSH）	甲状腺	甲状腺ホルモン分泌を促進
	副腎皮質刺激ホルモン（ACTH）	副腎皮質	副腎皮質ホルモン分泌を促進
	性腺刺激ホルモン（LH, FSH）	性腺（卵巣・精巣）	性腺機能を刺激
下垂体後葉	オキシトシン	子宮	収縮
		乳腺	射乳の誘発
	バゾプレッシン（ADH）	腎臓	水の再吸収を促進
甲状腺	甲状腺ホルモン（T_3, T_4）	多くの組織	代謝促進，正常な成長・発育に必須
	カルシトニン	骨・腎臓	血中のCa^{2+}濃度低下
副甲状腺	副甲状腺ホルモン（PTH）	骨・腎臓	血中のCa^{2+}濃度上昇
膵臓のランゲルハンス島	インスリン	多くの組織	血糖値低下
	グルカゴン	肝臓・脂肪組織	血糖値上昇
	ソマトスタチン	ランゲルハンス島	インスリンとグルカゴンの分泌を抑制
副腎髄質	カテコールアミン(アドレナリン・ノルアドレナリン等)	心筋，血管 肝臓・脂肪組織	心拍数・血圧・代謝・血糖値の上昇
副腎皮質	糖質コルチコイド（コルチコステロン，コルチゾル等）	多くの組織	血糖値上昇，抗炎症，胃酸分泌促進
	電解質コルチコイド（アルドステロン等）	腎臓	Na^+の再吸収促進
	副腎アンドロジェン		女性における性欲亢進，陰毛発育
精巣	アンドロジェン（テストステロン）	多くの組織	男性第二次性徴の発現
		生殖器官	精子形成
卵巣	エストロジェン（エストラジオール等）	多くの組織	女性第二次性徴の発現
		生殖器官	卵胞発育・子宮内膜肥厚・膣上皮増殖
	プロジェステロン	子宮	妊娠の維持
		乳腺	発達の促進
消化管	消化管ホルモン（ガストリン，セクレチン等）	消化管・胆嚢・膵臓	消化管機能の調節
腎臓	レニン	副腎皮質	アルドステロン分泌を促進
	エリスロポエチン	骨髄	赤血球の生成を促進
松果体	メラトニン		概日リズム
心臓	心房性ナトリウム利尿ペプチド	腎臓	Na^+の排泄を促進

表は Solomon EP ら，1987 と Vander AJ ら，2001 に基づく内田さえ他「生理学」第 3 版，医歯薬出版，2014 より．

第10章　生　　殖

問　題　　解説と解答

1. 生殖細胞

◎1　精子や卵子が形成される際には減数分裂が起こる．

① 減数分裂により，精子や卵子の染色体数が半分（23本）になる．受精により元の数（46本）になる．

理・作/柔/看/薬

○

◎2　ヒト精子には，X染色体をもつものとY染色体をもつものがある．

② 卵子はすべてX染色体をもつ．Y染色体をもつ精子が受精して誕生する個体は男性に，X染色体の場合は女性になる．

柔/看/薬

○

2. 生殖―男性

◎1　精子細胞は精巣の間質細胞から栄養を与えられる．

① 精巣の精細管にあるセルトリ細胞は精子細胞に栄養を与える．

柔/看

間質細胞→セルトリ細胞

×

◎2　精巣の間質細胞（ライジッヒ細胞）はプロジェステロンを生成・分泌する．

② 間質細胞は精細管の周囲に存在し，テストステロンを分泌する．

柔/薬

プロジェステロン→テストステロン

×

問題	解説と解答
3 テストステロンは精子の形成を抑える.	③ テストステロンは精子形成を促す．テストステロンは精巣から分泌される主な男性ホルモンである.
柔	抑える→促す ✕
4 精子は遺伝情報をもつ.	④ 精子も卵子も遺伝情報をもつ．受精により両方の遺伝情報が合体する.
柔	○
5 勃起の際の陰茎の動脈拡張は交感神経により起こる.	⑤ 勃起の際，陰茎では副交感神経が働いて細動脈が拡張する．性的刺激による勃起には辺縁系が関与する.
理・作/柔	交感神経→副交感神経 ✕
6 射精は脳からの影響を受ける.	⑥ 射精は体性神経と自律神経（特に交感神経）が関与する反射であるが，脳からの影響も受ける.
理・作/柔	○

3. 生殖—女性

問題	解説と解答
1 女性の性周期はゴナドトロピン（性腺刺激ホルモン）の周期的な分泌によって起こる.	① ゴナドトロピンは卵胞刺激ホルモン（FSH）と黄体形成ホルモン（LH）のことをいう．女性の性周期は約28日である.
理・作/柔	○
2 卵巣周期は月経周期よりも長い.	② 女性の性周期には卵巣周期と月経周期（子宮内膜周期）がある．卵巣周期は月経周期と同じ長さである.
柔	月経周期よりも長い→月経周期と同じ長さである ✕

問　題	解説と解答
3　一般に月経の最後の日を月経周期の第1日目として数える.	③ 卵巣周期も月経周期も，通常月経の初日から数える.
	最後の日→最初の日　×
4　卵巣周期の黄体期は月経周期の増殖期に対応する. 柔	④ 卵巣周期の卵胞期は月経周期の月経期と増殖期に，黄体期は分泌期に対応する.
	増殖期→分泌期　×
5　卵胞刺激ホルモン（FSH）は卵胞の成熟を促す. 薬	⑤ FSH は卵胞に作用する．LH は成熟卵胞と黄体に作用する.
	○
6　卵胞刺激ホルモン（FSH）はプロジェステロンの分泌を促す. 薬	⑥ FSH は，卵胞の成熟を促し，卵胞からのエストロジェンの分泌を促す．プロジェステロンは黄体から分泌される.
	プロジェステロン→エストロジェン　×
7　エストロジェン（卵胞ホルモン）は子宮内膜の腺分泌を促す. 理・作/鍼灸/柔/看/薬	⑦ エストロジェンは子宮内膜の増殖を促す．子宮内膜の分泌腺はプロジェステロンにより活性化される.
	腺分泌→増殖　×
8　プロジェステロンの血中濃度は子宮内膜周期の増殖期に最大になる. 鍼灸/柔/薬	⑧ プロジェステロンの血中濃度は子宮内膜周期の分泌期に最大になる．分泌期には黄体が形成される.
	増殖期→分泌期　×
9　エストロジェンの血中濃度は排卵後に最高になる. 鍼灸/柔/薬	⑨ エストロジェンの血中濃度は卵胞の成熟に従って増加し，排卵前に最高になる.
	排卵後→排卵前　×

問 題	解説と解答
●10 プロジェステロン分泌は排卵後に減少する. □ □ 鍼灸/あ/柔/看/薬	⑩ 排卵後に卵巣内の卵胞は黄体となり,プロジェステロン分泌が増加する. 減少→増加 ×
●11 排卵に先立って黄体形成ホルモン(LH)の分泌が急激に減少する. □ □ 鍼灸/あ/柔/薬	⑪ LHの急激な増加をLHサージという.LHサージの結果,排卵が起こる. 減少→増加 ×
●12 卵胞刺激ホルモンの血中濃度は黄体期より卵胞期の方が低い. □ □ 柔/薬	⑫ 卵胞期には卵胞刺激ホルモン分泌の増加により卵胞の成熟とエストロジェン分泌増加が起こる. 低い→高い ×
●13 基礎体温は卵胞期よりも黄体期の方が低い. □ □ 理・作/あ/柔/看/薬	⑬ 黄体ホルモンに基礎代謝亢進,体温上昇作用があるため,基礎体温が黄体期に上昇する. 低い→高い ×
●14 月経周期が28日の女性において,黄体期は約14日間である. □ □	⑭ 月経周期が28日の場合,卵胞期,黄体期ともに約14日間である. ○
●15 月経周期が28日の女性において,月経開始日から20日目は卵胞期である. □ □ 鍼灸/看	⑮ 月経周期が28日の場合,1~14日目頃に卵胞期,14日目頃に排卵,14~28日目に黄体期となる. 卵胞期→黄体期 ×
●16 受精は通常子宮で行われる. □ □ 鍼灸/あ/柔/看	⑯ 受精は通常卵管で行われる.その後,受精卵は子宮(体部)に着床する. 子宮→卵管 ×

問題	解説と解答
17 受精後，通常約30週間で出産に至る．	⑰ 受精後約40週間，すなわち約10ヵ月で出産に至る． 30週間→40週間 ×
18 胎盤は母親由来の組織のみからなる． 柔/薬	⑱ 胎盤には母親の動脈から出た血液が溜まる場所がある．その中に胎児の絨毛が浸り，ガス交換や物質交換が行われる． 母親由来の組織のみ→母親由来と胎児由来の組織 ×
19 黄体は妊娠によって退化する． 鍼灸	⑲ 黄体は妊娠によって妊娠黄体に移行し，プロジェステロンを分泌し続ける．妊娠しないと黄体は退化する． 退化する→妊娠黄体となる ×
20 妊娠中はLHの分泌が促進される． 鍼灸	⑳ 妊娠中はプロジェステロンの分泌が増加するため，LHの分泌が抑制される． 促進→抑制 ×
21 分娩時の胎児による子宮頸部の伸展は，オキシトシン分泌を減少させる． あ/柔/看	㉑ 分娩時のオキシトシンの増加は子宮の収縮を助ける．出産が近づくと子宮のオキシトシン受容体も増加する． 減少→増加 ×
22 授乳時の乳児による乳頭吸引刺激はプロラクチン分泌を減少させる． 柔	㉒ 乳頭吸引刺激はプロラクチン分泌を促して乳汁産生を促す． 減少→増加 ×

問 題 | 解説と解答

●23 授乳期間中は排卵が促進される.
□
□

㉓ 授乳期間中はプロラクチンがLH, FSHの分泌を抑制するため, 排卵が抑制される.

鍼灸/あ

促進→抑制 ×

●24 射乳反射に関与するホルモンはプロラクチンである.
□
□

㉔ 射乳反射にはオキシトシンが関与する. 乳頭吸引刺激によりオキシトシン分泌が増加し, 射乳が起こる.

あ/看

プロラクチン→オキシトシン ×

4. 成長・老化

● 1 脳の重量は思春期に急激に増加する.
□
□

① 脳の重量は出生後数年で成人レベルに達する. しかし, 脳内の神経細胞のシナプス連絡の発達には時間がかかる.

鍼灸

思春期→出生後数年の内 ×

● 2 生殖器の成長率は成人期に最も高い.
□
□

② 生殖器の成長率は思春期に最も高い. 生殖器は思春期の1～2年で急激に成長する.

成人期→思春期 ×

● 3 腸管の上皮細胞は再生できない.
□
□

③ 腸管の上皮細胞の寿命は2～5日で, 常に再生している.

柔

再生できない→常に再生している ×

● 4 安静時の血圧は一般に年齢とともに上昇する.
□
□

④ 加齢により, 血管が弾力性を失い, 血管抵抗が高まる. このため血圧が上昇する.

あ/柔/看

○

問 題	解説と解答
●5 生理的老化により女性ではエストロゲン分泌が増加する． □ □ 理・作/看	⑤卵巣機能が低下するため，閉経後はエストロジェン分泌が極端に減少する． 増加→減少 ×
●6 卵胞刺激ホルモン（FSH）は閉経が近づくと低下する． □ □ 柔/看	⑥閉経でエストロジェン分泌が低下すると，下垂体への負のフィードバックが少なくなり，下垂体からの性腺刺激ホルモン（LH と FSH）の分泌が増加する． 低下→上昇 ×
●7 胸腺は思春期から成人に至る間に退縮する． □ □ 鍼灸/あ	⑦胸腺は思春期に最大となり，成人に至る間に退縮する． ○
●8 生理的老化により安静時の腎血流量は増加する． □ □ 理・作/鍼灸/あ/柔	⑧30歳代に比べて80歳代では腎血流量は約半分に減少する． 増加→減少 ×
●9 生理的老化により激しい運動時の心拍数増加の程度は高まる． □ □ 鍼灸/柔	⑨加齢に伴い環境変化に対する適応能力が低下する．激しい運動に心臓が応じきれず，心拍数増加の程度が低下する． 高まる→低下する ×
●10 生理的老化により肺活量が増加する． □ □ 理・作/鍼灸/あ/柔	⑩加齢に伴い肺活量は低下する．しかし1回換気量は，成人と高齢者との間にほとんど差がない． 増加→低下 ×

問　題	解説と解答
●11 神経細胞は一般に思春期以後細胞分裂を中止する. □□	⑪ 神経細胞は一般に出生後まもなく細胞分裂を中止する.
あ/柔	思春期以後→出生後まもなく　×
●12 生理的老化により神経細胞数は減少する. □□	⑫ 神経細胞数は加齢とともに徐々に減少する.
理・作/あ/柔	○
●13 生理機能の個体間のばらつきの範囲は高齢者になるほど減少する. □□	⑬ 個体間のばらつきの増大は，老化の特徴の1つである．老化の度合いは人によって大きく異なる.
鍼灸	減少→増大　×
●14 生理的老化により，安静時の血液の pH は低下する. □□	⑭ 高齢者においても安静時の血液の pH や浸透圧，血糖値はよく維持されている.
鍼灸/あ	低下する→変化しない　×
●15 コルチゾルは加齢により分泌が増加する. □□	⑮ コルチゾル（副腎皮質ホルモン）の分泌は加齢の影響を受けない.
鍼灸/柔/看	増加する→変化しない　×

難　問

問　題	解説と解答
●1 精巣は原始生殖腺(生殖腺原基)の皮質から生じる. □□	① Y 染色体があると，原始生殖腺の髄質が精巣に，Y 染色体がないと，原始生殖腺の皮質が卵巣に分化する.
柔	皮質→髄質　×

問　題	解説と解答
2　神経系は外胚葉から生じる． 理・作/薬	② 外胚葉から神経系や皮膚の表皮，内胚葉から肝臓や脾臓，中胚葉から骨や筋などの組織が生じる． ○
3　排卵後の卵子の寿命は約5日である． あ/柔/看	③ 排卵後の卵子の寿命は約1日である．女性生殖器内に入った精子の寿命は約2日である． 5日→1日　×
4　受精卵は受精の約1日後に着床する． 鍼灸/柔/看	④ 受精卵は細胞分裂をしながら子宮内腔に移動し，受精の約7日後に着床する． 1日→7日　×
5　妊娠初期に胎盤から大量のヒト絨毛性ゴナドトロピン（hCG）が分泌される． 柔	⑤ ヒト絨毛性ゴナドトロピン（hCG）は妊娠により胎盤が形成され始めると大量に分泌され黄体維持に働く． ○
6　胎盤の内腔は母方の血液で満たされている． 柔/薬	⑥ 胎盤では，胎児の血液と母体血液との間で物質・ガス交換が行われる．母児の血液が直接接することはない． ○
7　閉経後のエストロジェン産生に最も関与するのは子宮である． 看	⑦ 閉経後は副腎皮質由来のアンドロジェンがエストロジェンに変換される． 子宮→副腎（皮質）　×
8　エストロジェンは骨吸収を促進する． 柔/薬	⑧ エストロジェンには骨吸収抑制作用があるので，閉経後のエストロジェン減少により骨粗鬆症になりやすくなる． 促進→抑制　×

問題	解説と解答
●9　女性では，生理的老化により一般に血清コレステロール濃度が低下する． □ □ 理・作	⑨ 血清コレステロール濃度は，男性においては加齢の影響をほとんど受けないが，女性では増加する． 低下→増加　×
●10　クラインフェルター症候群では性染色体がXXYである． □ □ 鍼灸/柔	⑩ クラインフェルター症候群は外見的には男性である．過剰なX染色体によって起こる．不妊となる場合が多い． ○
●11　ターナー症候群では性染色体がXXXである． □ □ 柔/薬	⑪ ターナー症候群はX染色体が欠損したXOであり，外見的には女性である．低身長で，第二次性徴がない． XXX→XO　×

第11章　神　　経

問　題　　解説と解答

1. 神経系の一般

◎1　中枢神経系は脳と脳神経よりなる.
□
□

① 中枢神経系は脳と脊髄よりなる．神経系は中枢神経系と末梢神経系に大別される．

あ/薬

脳神経→脊髄　×

◎2　末梢神経は脳と脊髄に出入する.
□
□

② 末梢神経系は，入出力部位からは脳神経と脊髄神経に，機能の面からは自律神経系と体性神経系に分類される．

柔/薬

○

◎3　体性神経系の求心性神経は運動神経と呼ばれる.
□
□

③ 体性神経系の求心性神経は感覚神経と呼ばれる．求心性神経は末梢の情報を中枢に伝える．

あ/柔/薬

運動神経→感覚神経　×

◎4　自律神経系の求心性神経は内臓求心性神経と呼ばれる.
□
□

④ 内臓求心性神経は，内部環境の変化（血圧や血液量，内臓の状態など）を中枢へ伝える．

○

参照事項　**神経系の分類**☞201 頁参照

問　題 | 解説と解答

5　体性神経系の遠心性神経は平滑筋を支配する．

⑤ 体性神経の遠心性神経は運動神経と呼ばれ，骨格筋を支配する．遠心性神経は中枢の指令を末梢に伝える．

柔/薬

平滑筋→骨格筋　×

6　自律神経の遠心路には交感神経と副交感神経とがある．

⑥ 交感神経と副交感神経は，内臓や血管の平滑筋，分泌腺などを支配する．

薬

○

---

2. ニューロン

1　神経細胞（ニューロン）の突起には樹状突起と軸索とがある．

① ニューロンは基本的に細胞体，多数の樹状突起，1本の長い軸索からなる．

理・作/鍼灸/薬

○

2　樹状突起は他のニューロンへ情報を伝える機能をもつ．

② ニューロンの樹状突起は他の神経終末からシナプスを受けている．

ニューロンへ情報を伝える→ニューロンから情報を受け取る　×

3　軸索は興奮を伝導する機能をもつ．

③ 神経の興奮（活動電位）は軸索を伝導する（興奮伝導）．

○

4　ニューロンの軸索内では物質輸送が行われる．

④ 軸索内の物質輸送を軸索輸送という．

鍼灸/あ

○

5　軸索を髄鞘で囲まれている神経線維を無髄線維と呼ぶ．

⑤ 神経線維は髄鞘（ミエリン）の有無により，有髄線維と無髄線維に大別される．髄鞘部分の軸索は絶縁されている．

理・作/薬

無髄線維→有髄線維　×

問 題	解説と解答
● 6 末梢神経の髄鞘は脂肪細胞により形成される． □ □ 理・作/柔/看	⑥ 末梢神経の髄鞘は，シュワン細胞の膜が何重にも巻き付いて鞘のようになったものである． 脂肪細胞→シュワン細胞 ×
● 7 末梢神経の無髄線維はシュワン細胞で覆われている． □ □ 理・作/看	⑦ 無髄線維では，1 個のシュワン細胞が数本の軸索を包んでいる． ○
● 8 グリア細胞はニューロンを支持する働きをもつ． □ □ 柔/看	⑧ グリア細胞は中枢神経の支持細胞である．ニューロンの支持や栄養補給に関わっている． ○
● 9 神経組織の損傷の際にグリア細胞が増殖することがある． □ □ 鍼灸	⑨ ニューロンは一般に増殖できないが，グリア細胞は増殖できる． ○
● 10 神経線維の損傷の際に神経線維の再生がみられることがある． □ □ 鍼灸/あ	⑩ 神経線維の損傷の際，ニューロンの細胞体が生きていれば，軸索は再生する場合もある． ○
● 11 ワーラー変性は神経線維の切断端から細胞体側に向かって起こる． □ □ 理・作/鍼灸	⑪ ワーラー変性は神経線維の切断端から神経終末側に起こる．順行性変性ともいう． 細胞体側→神経終末側 ×

問　題　　解説と解答

3. 神経線維の興奮と伝導

1　静止時のニューロンの細胞内は細胞外に対して正電位を示す.

理・作/あ/柔/薬

① 静止時のニューロンの細胞内は細胞外に対して約 −60～ −90 mV の負の電位を示す．これを静止電位という．

正電位→負電位　×

2　ニューロンの静止電位は細胞膜内外の水の分布の違いにより生じる.

鍼灸/柔

② 静止電位は細胞内外のイオン分布の違いにより生じる．細胞外にはNa^+とCl^-が多く，細胞内にはK^+とタンパク質陰イオンが多い．

水→イオン　×

3　静止電位の発生にはナトリウムポンプが必要である.

鍼灸/あ/柔/薬

③ Na^+を細胞内から細胞外に能動的に輸送する仕組みをナトリウムポンプという．

○

4　ニューロンの静止電位はNa^+の平衡電位に近い.

柔

④ ニューロンの静止電位はK^+の平衡電位に近い．

Na^+→K^+　×

5　細胞の膜電位を維持するにはATPが必要である.

理・作/薬

⑤ 膜電位を維持するナトリウムポンプが働くためにエネルギー（ATP）が必要である．

○

6　膜電位が静止電位から0に近づくことを過分極という.

あ

⑥ 膜電位が静止電位から0に近づくことを脱分極という．分極とは膜が膜電位をもつことをいう．

過分極→脱分極　×

問 題	解説と解答
●7 神経の活動電位の脱分極相（上昇相）で，細胞外から細胞内に流入するイオンはK^+である． □ □ 理・作/鍼灸/柔/看/薬	⑦ 膜電位が閾値に達するとNa^+チャネルが開き，細胞外液中のNa^+が細胞内に入り，活動電位は上昇する． K^+→Na^+ ×
●8 活動電位のオーバーシュートにおいて膜電位は正である． □ □ 理・作/あ/看	⑧ 活動電位発生時に膜電位が一過性に正の値になる部分をオーバーシュートという． ○
●9 活動電位の再分極相（下降相）では細胞内のK^+が細胞外に流出する． □ □ 柔/薬	⑨ 活動電位の再分極相に細胞内のK^+が細胞外に流出して，膜電位は再び静止電位に戻る． ○
●10 活動電位の大きさは刺激の強さに依存する． □ □ 理・作/あ	⑩ 閾値以上の興奮を起こす刺激であれば，刺激の強弱に関係なく，ある一定の形と大きさの活動電位が発生する（全か無の法則）． 依存する→依存しない ×
●11 活動電位の上昇相では細胞は新たに興奮できない． □ □ 理・作	⑪ 活動電位の上昇相と下降相の大部分の期間を絶対不応期，絶対不応期に続く閾値が高い時期を相対不応期という． ○
●12 神経軸索を電気刺激すると興奮は一方向性に伝導する． □ □ 理・作/鍼灸/あ/柔/薬	⑫ 神経線維の一部を刺激すると，そこで生じた興奮は両方向に伝わる（両方向性伝導）． 一方向性→両方向性 ×

問　題	解説と解答
●13 1本の神経線維の興奮は隣の神経線維に伝わらない． □ □ 理・作/鍼灸/あ/柔	⑬ 神経線維は互いに絶縁されているため，1本の神経線維が興奮しても隣の神経線維は興奮しない(絶縁性伝導)． ○
●14 活動電位が神経線維を伝導する際，興奮の大きさは減衰する． □ □ 理・作/鍼灸/あ/柔	⑭ 活動電位は一定の大きさで伝導する(不減衰伝導)．両方向性・絶縁性・不減衰伝導を興奮伝導の三原則という． 減衰する→減衰しない　×
●15 跳躍伝導は無髄線維で起こる． □ □ 理・作/鍼灸/あ/柔/看	⑮ 有髄線維では活動電位がランビエの絞輪から次の絞輪へ次々にジャンプしながら発生する（跳躍伝導)． 無髄線維→有髄線維　×
●16 有髄神経は無髄神経よりも伝導速度が遅い． □ □ 理・作/鍼灸/あ/柔	⑯ 有髄神経は跳躍伝導を行うため無髄神経よりも伝導速度が速い． 遅い→速い　×
●17 神経線維は太い線維ほど伝導速度が遅い． □ □ 理・作/鍼灸/あ/柔	⑰ 神経線維は太い線維ほど隣接した膜に電流が流れやすく，より素早く閾値まで脱分極されるため伝導速度が速い． 遅い→速い　×
●18 Aα線維はAγ線維より伝導速度が遅い． □ □ 理・作/あ	⑱ Aα線維はAγ線維より太いため伝導速度が速い． 遅い→速い　×

参照事項　哺乳類の神経線維の分類，感覚線維の数字式分類☞201頁参照

問 題	解説と解答
●19 Aβ 線維は B 線維より伝導速度が遅い. □ □ 理・作/あ/柔	⑲ A 線維（Aα, Aβ, Aγ, Aδ）は B 線維より太いため伝導速度が速い. 遅い→速い ×
●20 C 線維は Aβ 線維よりも伝導速度が速い. □ □ 理・作/あ	⑳ 神経線維は伝導速度の速い順に A 線維, B 線維, C 線維に分類される. 速い→遅い ×
●21 Ⅳ群線維（C 線維）は有髄線維である. □ □ 理・作/あ/柔	㉑ C 線維は無髄線維である. A 線維, B 線維は有髄線維である. 有髄線維→無髄線維 ×
●22 Aγ 線維は筋紡錘の感度を調節する. □ □ 理・作/鍼灸/柔	㉒ Aγ 線維は γ 運動ニューロンの軸索で, 筋紡錘の中の錘内筋線維を支配する. ○
●23 Aβ 線維は皮膚の温度感覚を伝導する. □ □ 理・作/鍼灸	㉓ Aβ 線維（Ⅱ群線維）は皮膚の触・圧覚を伝導する. 温度感覚→触・圧覚 ×
●24 自律神経節後線維は A 線維である. □ □ 理・作/鍼灸/あ	㉔ 自律神経節前線維は有髄の B 線維, 節後線維は無髄の C 線維である. A 線維→C 線維 ×
●25 皮膚の痛覚はⅡ群線維によって伝導される. □ □ 理・作/鍼灸	㉕ 温度感覚と痛覚を伝えるのはⅢ群(Aδ), Ⅳ群(C)線維である. Ⅱ群線維→Ⅲ, Ⅳ群線維 ×

問　題 | 解説と解答

●26 Ⅰa群線維は腱受容器の求心性情報を伝える.
□
□

㉖ Ⅰa群線維は筋紡錘の，Ⅰb群線維は腱受容器の求心性情報を伝える.

理・作/鍼灸/あ/柔

腱受容器→筋紡錘　×

●27 末梢神経は電気刺激に対する閾値が低いほど伝導速度が遅い.
□
□

㉗ 末梢神経の電気刺激に対する閾値は低い順にA線維，B線維，C線維である．閾値が低いほど伝導速度が速い.

理・作

遅い→速い　×

●28 神経の伝導速度は温度の影響を受ける.
□
□

㉘ 温度低下により伝導速度は低下する．ヒトでは約5℃以下で伝導が遮断される（低温ブロック）.

理・作/あ

○

●29 末梢神経を圧迫すると，細い神経線維ほど障害されやすい.
□
□

㉙ 圧迫には太い神経線維の方が弱い．このため，圧迫により触覚よりも運動の方が障害されやすい.

理・作/鍼灸/柔

細い→太い　×

●30 局所麻酔薬は太い神経線維に速く効く.
□
□

㉚ 局所麻酔薬は，細い神経線維ほど速く効く．痛覚を伝える神経線維は触圧覚を伝える神経線維より細い.

柔

太い→細い　×

4. 興奮の伝達

● 1 神経の興奮伝達はシナプスで行われる.
□
□

① 1つの神経細胞の興奮が別の細胞に伝えられることを興奮の伝達という.

薬

○

問 題	解説と解答
● 2　シナプスでは神経終末から神経伝達物質が放出される. □□	② 神経終末には神経伝達物質を含む小胞が含まれる. 神経終末の興奮に続いて Ca^{2+} が流入すると, 神経伝達物質はシナプス間隙に開口放出（エキソサイトーシス）される.
理・作/鍼灸/柔/看/薬	○
● 3　シナプス伝達は両方向性に起こる. □□	③ シナプスにおいて興奮は, シナプス前細胞からシナプス後細胞に一方向性に伝達される.
理・作/鍼灸/あ/柔	両方向性→一方向性　×
● 4　シナプス伝達ではシナプス遅延がある. □□	④ シナプスを通過するのに要する時間をシナプス遅延という.
鍼灸/あ/柔/薬	○
● 5　シナプス伝達は興奮伝導よりも疲労しにくい. □□	⑤ シナプス伝達は興奮伝導よりも疲労しやすい. シナプス伝達が疲労すると, シナプス伝達の中断が起こる.
鍼灸/あ/柔/薬	疲労しにくい→疲労しやすい　×
● 6　シナプス伝達は薬物の影響を受けやすい. □□	⑥ シナプス伝達は酸素不足, 鎮痛剤など種々の薬物の影響を受けやすい.
あ	○
● 7　シナプス前抑制では, シナプス前終末からの興奮性神経伝達物質の放出が促進される. □□	⑦ シナプス前抑制が働くと, シナプス前終末からの興奮性神経伝達物質の放出が抑制される.
理・作	促進→抑制　×

問　題	解説と解答
8　シナプス伝達は可塑性をもつ. 鍼灸	⑧ シナプスは頻繁に使用されると伝達機能が変化する. この性質をシナプス伝達の可塑性と呼び, 学習, 記憶, 運動などの機能に重要である. ○
9　反復刺激後増強は, 中枢神経系のシナプス伝達にみられる. 鍼灸/あ/柔	⑨ シナプス前ニューロンの連続刺激後, シナプス後ニューロンの反応が大きくなる. 増強が数分程度の反復刺激後増強と数時間～数日続く長期増強がある. ○
10　1個のニューロンの軸索が枝分かれして他の多数のニューロンとシナプスを形成することを発散という. 理・作	⑩ 多くのニューロンの軸索が1個のニューロンとシナプスを形成することを収束という. ○
11　運動ニューロン末端から放出される神経伝達物質はノルアドレナリンである. 理・作/あ/柔/看/薬	⑪ 運動ニューロンから神経筋接合部に放出される神経伝達物質はアセチルコリンである. ノルアドレナリン→アセチルコリン　×
12　交感神経節後線維末端から放出される神経伝達物質はアセチルコリンである. 理・作/あ/柔/看/薬	⑫ 交感神経節後線維の神経伝達物質はノルアドレナリン, 自律神経節前線維と副交感神経節後線維ではアセチルコリンである. アセチルコリン→ノルアドレナリン　×

参照事項　主な神経伝達物質☞202頁参照

問 題	解説と解答
●13 γ-アミノ酪酸（GABA）は興奮性神経伝達物質である. □□	⑬ GABAおよびグリシンは中枢神経系における代表的な抑制性神経伝達物質である.
理・作/鍼灸/あ/薬	興奮性神経伝達物質→抑制性神経伝達物質 ×
●14 オピオイドペプチドは発痛に重要である. □□	⑭ オピオイドペプチドは鎮痛に関わる神経伝達物質の1つである.
鍼灸	発痛→鎮痛 ×
●15 P物質は痛覚に重要である. □□	⑮ P物質（サブスタンスP）は痛覚の伝達に関与する.
鍼灸/薬	○
●16 グルタミン酸は中枢神経系で抑制性神経伝達物質として働く. □□	⑯ グルタミン酸は中枢神経系における代表的な興奮性神経伝達物質である.
鍼灸/柔/薬	抑制性神経伝達物質→興奮性神経伝達物質 ×
●17 ドパミンは中枢神経系で神経伝達物質として働く. □□	⑰ ノルアドレナリンやアセチルコリンも中枢神経系シナプスの神経伝達物質として働く.
鍼灸/看	○
●18 セロトニンは精神活動に関与する. □□	⑱ セロトニンは中枢神経系で神経伝達物質として働く.
理・作	○
●19 アセチルコリン受容体にはニコチン受容体とムスカリン受容体の2種類がある. □□	⑲ 一般に骨格筋にはニコチン受容体，平滑筋にはムスカリン受容体がある.
薬	○

問　題	解説と解答
20 ノルアドレナリンはアセチルコリン受容体に結合する.	⑳ ノルアドレナリンはアドレナリン受容体に結合する.
	アセチルコリン受容体→アドレナリン受容体　×

5. 脳神経・脊髄神経

問　題	解説と解答
1 脳神経の遠心性神経の細胞体は脳幹に存在する.	① 脳から出る遠心性神経は運動神経と副交感神経である.
鍼灸/柔/薬	○
2 嗅神経は嗅覚を伝える.	② 嗅神経は嗅細胞の軸索で, 嗅覚を伝える感覚神経である.
	○
3 視神経は眼瞼の運動を司る.	③ 視神経は視覚を伝える感覚神経である.
看	眼瞼の運動を司る→視覚を伝える　×
4 動眼神経は交感神経を含む.	④ 動眼神経に含まれる副交感神経は瞳孔を縮小させる. 動眼神経は眼球や瞼の運動を支配する運動神経も含む.
理・作/鍼灸/あ/看	交感神経→副交感神経　×
5 滑車神経は咀嚼運動を司る.	⑤ 滑車神経は外眼筋を支配する運動神経である. 眼を斜めに向ける運動（上斜筋の収縮）を起こす.
あ	咀嚼運動→眼球運動　×

問題	解説と解答
● 6 三叉神経は表情筋の運動を司る神経を含む. □□	⑥ 三叉神経は咀嚼・嚥下運動を司る運動神経と，顔面・前頭部の皮膚および鼻腔・口腔粘膜の感覚を司る感覚神経を含む．瞬目反射の求心路である．
理・作/鍼灸/看	表情筋の運動→咀嚼・嚥下運動 ×
● 7 外転神経は頸の運動を司る. □□	⑦ 外転神経，動眼神経，滑車神経は眼球運動を司る．
鍼灸/看	頸の運動→眼球の運動 ×
● 8 顔面神経は唾液腺の分泌を支配する交感神経を含む. □□	⑧ 顔面神経は唾液腺や涙腺の分泌を支配する副交感神経を含む．脳神経には交感神経は含まれない．
理・作/あ	交感神経→副交感神経 ×
● 9 顔面神経は表情筋の運動を司る. □□	⑨ 顔面神経は運動神経（表情筋），感覚神経（舌前 2/3 の味覚），副交感神経（唾液腺など）を含む．
理・作/鍼灸/柔/看	○
● 10 三叉神経の異常で眼を閉じることができなくなる. □□	⑩ 顔面神経の異常で閉眼できなくなる．顔面神経は顔の表情筋を支配する．
看	三叉神経→顔面神経 ×
● 11 内耳神経は聴覚と平衡感覚を司る神経を含む. □□	⑪ 内耳神経は蝸牛神経と前庭神経よりなる．聴神経ともいう．
鍼灸	○
● 12 舌咽神経は舌の前 2/3 の味覚を司る神経を含む. □□	⑫ 舌咽神経は舌の後ろ 1/3 の味覚を伝える感覚神経を含む．
理・作/柔	舌の前 2/3→舌の後ろ 1/3 ×

問　題	解説と解答
●13 舌咽神経は舌筋の運動を司る神経を含む. □□ 理・作/鍼灸/柔	⑬ 舌咽神経は咽頭筋への運動神経，舌や咽頭からの感覚神経，唾液腺への副交感神経を含む. 舌筋→咽頭筋 ×
●14 舌咽神経は顎下腺からの唾液分泌を司る. □□ あ/柔	⑭ 舌咽神経は耳下腺からの唾液分泌を司る．顎下腺，舌下腺を支配する副交感神経は顔面神経である. 顎下腺→耳下腺 ×
●15 迷走神経は内臓求心性神経を含む. □□ 鍼灸	⑮ 迷走神経に含まれる内臓求心性神経は胸部・腹部臓器からの情報を伝える. ○
●16 迷走神経は体性神経を含む. □□ 理・作/看	⑯ 迷走神経は咽頭・喉頭支配の運動神経と感覚神経，および胸部・腹部臓器に分布する副交感神経を含む. ○
●17 迷走神経は嚥下に関わる脳神経である. □□ 看	⑰ 迷走神経内の運動神経は嚥下に関わる. ○
●18 副神経は眼球の運動に関係する. □□ 鍼灸	⑱ 副神経は頸の運動に関係する運動神経である. 眼球の運動→頸の運動 ×
●19 舌下神経は唾液分泌を司る. □□ 理・作/鍼灸/看	⑲ 舌下神経は舌の運動を司る運動神経である. 唾液分泌→舌の運動 ×

問　題	解説と解答
●20 嚥下反射は脳神経を遠心路とする. □ □ あ/柔	⑳ 嚥下反射には舌，咽頭，口蓋，喉頭，食道を支配する脳神経が関与する. ○
●21 頸神経は12対ある. □ □ 鍼灸/看	㉑ 頸神経は8対ある．脊髄神経は頸神経，胸神経，腰神経，仙骨神経，尾骨神経からなる. 12対→8対 ✕
●22 胸神経は10対ある. □ □ 鍼灸	㉒ 胸神経は12対ある. 10対→12対 ✕
●23 腰神経は8対ある. □ □ 鍼灸	㉓ 腰神経は5対，仙骨神経は5対，尾骨神経は1対である．脊髄神経は全部で左右31対ある. 8対→5対 ✕
●24 脊髄に入る求心性神経は脊髄の前根を通る. □ □ 柔/薬	㉔ 脊髄の後根を求心性神経，前根を遠心性神経が通る．この法則をベル-マジャンディーの法則という. 前根→後根 ✕
●25 脊髄に入る求心性神経の細胞体は脊髄内に存在する. □ □ 薬	㉕ 脊髄に入る求心性神経の細胞体は脊髄神経節にある．脊髄神経節は後根の途中にある膨大部である. 脊髄内→脊髄神経節（後根神経節） ✕

問　題　　解説と解答

6. 中枢神経

● 1　脊髄と脳幹を連絡する伝導路は脊髄の灰白質を通る.
□
□

① 脊髄の白質には脳との連絡にあたる上行性または下行性線維が存在する. 脊髄の灰白質には神経の細胞体が存在する.

薬

灰白質→白質　×

● 2　脊髄灰白質の前角は感覚に関係する.
□
□

② 脊髄灰白質の前角には運動神経の細胞体が存在する. 脊髄灰白質は前角, 後角, 中間質に分けられる.

薬

感覚→運動　×

● 3　脊髄には運動反射の中枢が存在する.
□
□

③ 脊髄には伸張反射, 屈曲反射など多くの運動反射の中枢がある.

鍼灸/あ/柔/薬

○

● 4　脊髄ショックのときに脊髄反射は消失する.
□
□

④ 脊髄と脳の連絡が絶たれると, 一時的に脊髄の切断部以下の機能が麻痺する. これを脊髄ショックという.

柔

○

● 5　呼吸中枢は中脳にある.
□
□

⑤ 延髄の呼息中枢と吸息中枢を合わせて呼吸中枢という.

理・作/鍼灸/あ/柔/看/薬

中脳→延髄　×

● 6　循環中枢は橋にある.
□
□

⑥ 循環中枢は延髄にあり, 自律神経を介して心臓と血管を調節する.

鍼灸/あ/柔/薬

橋→延髄　×

問 題	解説と解答
7 嚥下中枢は頸髄にある. □ □ 鍼灸/あ/柔/看	⑦ 嚥下中枢は延髄にある. 嚥下中枢は口腔と咽頭の情報を受けて, 嚥下反射を起こす. 頸髄→延髄 ×
8 嘔吐中枢は視床下部にある. □ □ あ/柔/看/薬	⑧ 嘔吐中枢は延髄にある. 嘔吐中枢は消化管や延髄の化学受容器引金帯などからの情報を受けて嘔吐を起こす. 視床下部→延髄 ×
9 対光反射中枢は小脳にある. □ □ 鍼灸/あ/柔/看/薬	⑨ 対光反射中枢は中脳にある. 対光反射は眼に光を当てると瞳孔が縮小する反射である. 小脳→中脳 ×
10 中脳には姿勢反射の中枢がある. □ □ あ	⑩ 中脳には立直り反射などの姿勢を維持する反射の中枢がある. ○
11 脳幹の排尿中枢は延髄にある. □ □ 理・作/鍼灸/あ	⑪ 橋の排尿中枢は膀胱からの情報を受け, 排尿の指令を出す. 延髄→橋 ×
12 脳幹には覚醒に重要な神経回路がある. □ □ 理・作/あ/薬	⑫ 脳幹網様体は意識と覚醒に重要である. ○
13 視床は感覚伝導路の中継所として重要である. □ □ 理・作/鍼灸/あ/薬	⑬ 一般に感覚は視床で中継されてから大脳皮質に達する. ○

問題	解説と解答
14 体温調節中枢は視床にある. □ □ 理・作/鍼灸/あ/柔/看/薬	⑭ 体温調節中枢は視床下部にあり，皮膚などの温度受容器からの情報を受け取って統合し，体温を調節する. 視床→視床下部 ×
15 摂食中枢は延髄にある. □ □ 理・作/鍼灸/あ/柔/看	⑮ 摂食行動を起こす摂食中枢と，満腹感を起こす満腹中枢は，どちらも視床下部にある. 延髄→視床下部 ×
16 血糖値は視床下部による調節を受ける. □ □ 鍼灸/あ/柔	⑯ 視床下部の血糖調節中枢は，血糖変化を感受し，血糖を維持するための調節を行う. ○
17 飲水中枢は視床にある. □ □ 理・作/鍼灸/あ/柔/看	⑰ 飲水中枢は視床下部に存在する．体液の浸透圧上昇の情報を受け取り，飲水行動を起こす. 視床→視床下部 ×
18 視床下部は自律機能を調節する. □ □ 理・作/あ/看/薬	⑱ 視床下部は脳幹の自律神経中枢に指令を出したり，ホルモン分泌を調節したりする. ○
19 日内リズム（概日リズム）は橋で発生する. □ □ あ	⑲ 日内リズムの発生には視床下部の視交叉上核などが関与する. 橋→視床下部 ×
20 大脳辺縁系は本能行動の発現に関与する. □ □ 鍼灸/あ/薬	⑳ 大脳辺縁系は視床下部と関連が深く，視床下部による本能行動の発現を調節する. ○

問　題	解説と解答
●21 大脳辺縁系は情動行動の発現に関与する． □ □ 薬	㉑ 快，不快，怒り，恐れなどの情動に基づく行動を情動行動という． ○
●22 大脳辺縁系は記憶の形成に関与する． □ □ 理・作/鍼灸/薬	㉒ 記憶の形成に重要な海馬は，大脳辺縁系に含まれる． ○
●23 大脳辺縁系は，新皮質に比べて発生学的に古い． □ □ 理・作/薬	㉓ 大脳半球の内側面の帯状回や海馬傍回，海馬などからなる大脳辺縁系は，新皮質に比べ発生学的に古い． ○
●24 小脳は協調運動を調節する． □ □ 理・作/鍼灸/あ	㉔ 小脳に障害があると，運動できても動きが滑らかでなく不確実となる． ○
●25 小脳は身体の平衡保持に働く． □ □ あ	㉕ 小脳は筋緊張の調節，身体の平衡や姿勢の保持に関与する． ○
●26 熟練した運動の記憶には脳幹が働く． □ □ 鍼灸/あ	㉖ 小脳は運動の記憶と学習に重要である． 脳幹→小脳　×
●27 尾状核と被殻を合わせて淡蒼球という． □ □ 理・作/薬	㉗ 尾状核と被殻を合わせて線条体という．線条体と淡蒼球を合わせて大脳基底核という．これに黒質と視床下核を含めて考えることが多い． 淡蒼球→線条体　×

問　題	解説と解答
●28 大脳基底核は運動の調節に関与する. □□	㉘ 大脳基底核の障害により運動障害（代表的疾患はパーキンソン病）が起こる.
鍼灸/あ/看	○
●29 大脳基底核は姿勢の保持に関与する. □□	㉙ 大脳基底核の障害により，姿勢保持障害が起こる.
理・作	○
●30 大脳半球の表面は頭頂葉，後頭葉，側頭葉の3つに区分される. □□	㉚ 大脳半球の表面は4つの脳葉（前頭葉，頭頂葉，後頭葉，側頭葉）に分けられている.
薬	頭頂葉，後頭葉，側頭葉の3つ→前頭葉，頭頂葉，後頭葉，側頭葉の4つ　×
●31 大脳の表面は白質からなる. □□	㉛ 大脳の表面は灰白質からなる大脳皮質で覆われ，中には白質が存在する.
	白質→灰白質　×
●32 大脳皮質（新皮質）はニューロンの形と配列から3層に区別できる. □□	㉜ 大脳皮質（新皮質）は，組織学的には表面から内側へ向かって第Ⅰ層から第Ⅵ層に分けられる.
理・作	3層→6層　×
●33 運動野は後頭葉にある. □□	㉝ 大脳皮質の運動野は前頭葉にあり，骨格筋の随意運動を司る.
理・作/鍼灸/あ/薬	後頭葉→前頭葉　×
●34 大脳皮質の一次運動野は中心溝の直後にある. □□	㉞ 一次運動野（Brodmann 4野）は中心溝の直前（中心前回）にある．一次運動野を単に運動野ともいう.
理・作/柔	直後→直前　×

問　題	解説と解答
●35 体性感覚野は前頭葉にある. □ □ 理•作/鍼灸/あ	㉟ 体性感覚野は頭頂葉にあり，反対側半身の体性感覚を司る. 前頭葉→頭頂葉　×
●36 体性感覚野は中心前回にある. □ □ 理•作/鍼灸/あ/看	㊱ 体性感覚野は中心溝の後ろ（中心後回）にある. 中心前回→中心後回　×
●37 言語中枢は通常，右半球にある. □ □ 鍼灸	㊲ 言語中枢には運動性言語中枢と感覚性言語中枢がある．どちらも通常左半球にある. 右半球→左半球　×
●38 感覚性言語中枢は頭頂葉にある. □ □ 鍼灸/あ/柔/看/薬	㊳ 感覚性言語中枢（ウェルニッケ野）は側頭葉にある．運動性言語中枢（ブローカ野）は前頭葉にある. 頭頂葉→側頭葉　×
●39 聴覚野は後頭葉にある. □ □ 理•作/鍼灸/あ/柔/看	㊴ 聴覚野は側頭葉上部で外側溝に面する部分にある. 後頭葉→側頭葉　×
●40 視覚野は側頭葉にある. □ □ 理•作/鍼灸/あ/柔/看	㊵ 視覚野は後頭葉の内側面にある. 側頭葉→後頭葉　×
●41 味覚野は側頭葉にある. □ □ 鍼灸/あ	㊶ 味覚野は頭頂葉の体性感覚野の下部にある. 側頭葉→頭頂葉　×

問　題	解説と解答
●42　無条件反射は学習により獲得される. □ □	㊷ 無条件反射は生得の反応である. 条件反射は学習により獲得される.
	学習により獲得される→生得の反応である　×
●43　連合野は統合機能に関与する. □ □	㊸ 連合野は運動野や感覚野以外の新皮質の領域である. 言語, 学習, 知能, 判断, 思考, 創造などの高次神経機能を担当する.
鍼灸/あ/薬	○

7. 反　射

問　題	解説と解答
●1　伸張反射は多シナプス反射である. □ □	① 膝蓋腱反射などの伸張反射は単シナプス反射である. 単シナプス反射は中枢内でシナプスを1つしか介さない.
理・作/鍼灸/あ/柔	多シナプス反射→単シナプス反射　×
●2　反射弓を構成する経路の中で受容器につながるのは遠心性神経である. □ □	② 反射弓で受容器は求心性神経とつながる. 反射弓は, 受容器-求心性神経-反射中枢-遠心性神経-効果器である.
あ	遠心性神経→求心性神経　×
●3　対光反射の遠心路は運動神経である. □ □	③ 対光反射の遠心路は瞳孔括約筋を支配する動眼神経内の自律神経（副交感神経）である.
理・作/鍼灸/あ/柔/看	運動神経→自律神経　×
●4　体温調節反射には体性-自律神経反射が含まれる. □ □	④ 皮膚の温度受容器の情報が, 熱放散や熱産生に関与する自律神経を反射性に調節する.
あ	○

問　題　　解説と解答

5 筋性防御は内臓-内臓反射である.

⑤ 筋性防御は内臓-体性反射である．内臓の病変などで反射性に腹筋が緊張することをいう．

あ/柔

内臓-内臓反射→内臓-体性反射　×

6 動脈圧受容器反射は体性-内臓反射である.

⑥ 動脈圧受容器反射は内臓-内臓反射である．圧受容器の情報は内臓求心性神経を通って中枢に伝えられる．

鍼灸

体性-内臓反射→内臓-内臓反射　×

7 ヘーリング・ブロイエル反射は内臓-内臓反射である.

⑦ ヘーリング・ブロイエル反射の求心路は迷走神経（内臓求心性神経），遠心路は肋間神経と横隔神経（体性神経）である．

鍼灸

内臓-内臓反射→内臓-体性反射　×

8. 脳波・睡眠

1 脳波で最も周波数が高いのはα波である.

① 脳波は周波数が高い順にβ波，α波，θ波，δ波である．脳波は大脳皮質の電気活動を導出したものである．

鍼灸/あ

α波→β波　×

2 脳波はてんかんの診断に用いられる.

② てんかんでは脳波にスパイク（棘波）という特殊な波形がみられる．

あ

○

3 健常成人の脳波でα波は精神活動時に現れやすい.

③ α波は閉眼安静時などリラックスしたときに出やすい．α波の周波数は8〜13 Hz である．

鍼灸/あ/柔

精神活動時→閉眼安静時　×

問　題	解説と解答
● 4　脳波のα波は前頭葉に多く出現する. □ □ 理・作	④ 脳波のα波は後頭葉に多く出現する. 安静閉眼時に最もよく現れる. 前頭葉→後頭葉　×
● 5　緊張すると脳波のβ波は増加する. □ □ 理・作/鍼灸/あ	⑤ β波の周波数は14 Hz以上である. ○
● 6　感覚刺激を受けたときに現れる脳波はθ波である. □ □ 鍼灸/あ	⑥ 精神活動中や感覚刺激を受けたときなどにはβ波が現れる. θ波→β波　×
● 7　脳波のθ波は睡眠時に最もよく現れる. □ □ 鍼灸/あ/柔	⑦ θ波の周波数は4～7 Hzの波である. ○
● 8　脳波のδ波は開眼時に最もよく現れる. □ □ 理・作/鍼灸/あ/柔	⑧ δ波は深睡眠時や深麻酔時に現れる. δ波の周波数は0.5～3 Hzである. 開眼時→深睡眠時や深麻酔時　×
● 9　眠りが深くなると徐波が減る. □ □ 理・作/あ	⑨ α波よりも周波数の遅い波（θ波やδ波）を徐波という. 眠りが深くなると徐波が増える. 減る→増える　×
● 10　乳幼児の脳波では徐波が少ない. □ □ 理・作	⑩ δ波は成人では深睡眠時や深麻酔の際に現れるが, 乳幼児では覚醒時にもみられる. 少ない→多い　×

問 題	解説と解答
●11 筋緊張は睡眠時に低下する.	⑪ 睡眠中は身体の活動水準が低下した状態となる. ○
●12 睡眠時に急速眼球運動が起こるのはノンレム睡眠期である. 理・作/鍼灸/あ/柔/看	⑫ 睡眠中に眼球が急速に動く時期があり，これをレム（REM：rapid eye movement）睡眠という. ノンレム睡眠期→レム睡眠期 ×
●13 レム睡眠は入眠直後に現れる. 理・作/柔/看	⑬ レム睡眠は入眠から約90分後に出現する. 一晩に4〜5回（約90分毎に）起こる. 直後→約90分後 ×
●14 レム睡眠期には筋緊張が高まる. 理・作/鍼灸/あ/柔/看	⑭ レム睡眠期には全身の骨格筋が弛緩する. 高まる→消失する ×
●15 レム睡眠期には心拍数は安定していることが多い. 鍼灸/あ/柔/看	⑮ レム睡眠期には心拍数や呼吸が乱れる. 安定している→乱れる ×
●16 レム睡眠期には脳波上に速波が出現する. 理・作/鍼灸/柔/看	⑯ レム睡眠期には覚醒時にみられるような低振幅の脳波が現れる. ○
●17 レム睡眠期には夢を見ていることが多い. 鍼灸/あ/柔/看	⑰ レム睡眠期は睡眠全体の約20%を占める. ○

問　題 | 解説と解答

18 逆説睡眠はノンレム睡眠のことである.

⑱ レム睡眠は眠っているのに覚醒時のような脳波が出現するので逆説睡眠とも呼ばれる.

鍼灸

ノンレム睡眠→レム睡眠　×

9. 脳脊髄液

1 脳室は血漿で満たされている.

① 脳室は脳脊髄液で満たされている. 脳脊髄液の組成は血漿と似ているが, タンパク質はわずかしか含まれない.

鍼灸

血漿→脳脊髄液　×

2 脳脊髄液は硬膜とクモ膜の間を循環する.

② 脳と脊髄を覆う髄膜は, 外側から硬膜, クモ膜, 軟膜の3層からなる. 脳脊髄液はクモ膜と軟膜の間を循環する.

鍼灸/看

硬膜とクモ膜の間→クモ膜と軟膜の間（クモ膜下腔）　×

3 脳脊髄液は外的衝撃から脳・脊髄を保護する.

③ 脳脊髄液は脳脊髄の細胞外液の排出路でもある.

鍼灸

○

4 脳脊髄液は脳室の脈絡叢から吸収される.

④ 脳脊髄液は脳室の脈絡叢から分泌され, 脳室内を循環した後, 静脈中へ吸収される.

鍼灸/看

吸収→分泌　×

10. 自律神経系

1 自律神経系は随意神経系とも呼ばれる.

① 自律神経系は意識的, 随意的な制御を受けない. このため不随意神経系とも呼ばれる.

理・作/薬

随意神経系→不随意神経系　×

問　題 | 解説と解答

● 2　交感神経節前ニューロンの軸索は頸髄から出る.
□
□

② 交感神経節前ニューロンの細胞体は胸・腰髄に存在し，副交感神経節前ニューロンの細胞体は脳幹・仙髄に存在する.

薬

頸髄→胸髄・腰髄　×

● 3　交感神経の興奮により瞳孔散大筋が弛緩する.
□
□

③ 瞳孔散大筋は虹彩の中を放射状に走る筋で，交感神経の興奮により収縮する.

理・作/鍼灸/あ/柔/看/薬

弛緩→収縮　×

● 4　交感神経の興奮により瞳孔が縮小する.
□
□

④ 交感神経の興奮により瞳孔散大筋が収縮して散瞳が起こる.

理・作/鍼灸/あ/柔

縮小→散大　×

● 5　交感神経の活動により気管支筋が収縮する.
□
□

⑤ 交感神経活動により気管支筋が弛緩して気道が拡張する．瞳孔，血管，尿道と肛門の内括約筋以外の平滑筋は交感神経により弛緩する場合が多い.

理・作/鍼灸/あ/柔/看/薬

収縮→弛緩　×

● 6　交感神経の興奮により心拍数が減少する.
□
□

⑥ 交感神経の興奮により心拍数は増加し，心収縮力が増加する．副交感神経の興奮は逆に心拍数を減少させる.

理・作/鍼灸/あ/柔/看

減少→増加　×

● 7　交感神経の活動により血管が収縮する.
□
□

⑦ 交感神経活動は α 受容体を介して血管を収縮させる.

理・作/あ/看/薬

○

参照事項　交感神経と副交感神経の働きのまとめ☞202 頁参照

問　題	解説と解答
●8 交感神経の活動により血圧低下がみられる．□□	⑧ 交感神経の活動により血管収縮，心機能亢進が起こり，血圧は上昇する．
理・作/薬	血圧低下→血圧上昇　×
●9 交感神経の興奮により胃液分泌が促進される．□□	⑨ 交感神経の興奮は，胃粘膜血流を減少させて胃液分泌を減少させる．
理・作/鍼灸/あ/看	促進→抑制　×
●10 交感神経の活動により胃腸運動が促進される．□□	⑩ 交感神経の興奮により胃腸管平滑筋が弛緩し，胃腸運動は抑制される．
理・作/あ/薬	促進→抑制　×
●11 筋血管は副交感神経の支配を受ける．□□	⑪ ほとんどの血管は交感神経のみの支配を受ける．ただし，外生殖器や脳の血管は副交感神経の支配も受ける．
理・作	副交感神経→交感神経　×
●12 交感神経の活動により発汗が起こる．□□	⑫ 交感神経は汗腺の活動を高めて発汗を起こす．副交感神経は汗腺を支配していない．
理・作/あ/柔	○
●13 交感神経の活動により立毛筋が弛緩する．□□	⑬ 寒冷時には交感神経の働きにより，立毛筋が収縮して鳥肌になる．
理・作/鍼灸/あ/柔/看/薬	弛緩→収縮　×
●14 交感神経の興奮により副腎髄質カテコールアミン分泌が増加する．□□	⑭ 副腎髄質は交感神経のみの支配を受ける．
理・作/あ/柔/薬	○

問題	解説と解答
●15 副交感神経は4対の脳神経と第2〜4仙骨神経に含まれる．□□ 薬	⑮ 副交感神経は脳神経である動眼，顔面，舌咽，迷走神経と，仙骨神経中の骨盤神経に含まれる． ○
●16 瞳孔括約筋は交感神経支配を受ける．□□ 理・作/鍼灸/あ/柔/看/薬	⑯ 瞳孔括約筋は虹彩内の同心円状に走る筋で，副交感神経支配を受ける．副交感神経の興奮により縮瞳が起こる． 交感神経支配→副交感神経支配 ×
●17 副交感神経の興奮により唾液の分泌が減少する．□□ 理・作/鍼灸/柔/看/薬	⑰ 副交感神経の興奮により，唾液腺から大量の漿液性の唾液が分泌される．交感神経の興奮は粘稠性の唾液分泌を促進させる． 減少→増加 ×
●18 副交感神経の興奮により涙の分泌が増加する．□□ 理・作/鍼灸/あ	⑱ 副交感神経は涙腺や消化器系の外分泌腺の分泌を高める． ○
●19 副交感神経の興奮により気道が拡張する．□□ 理・作/鍼灸/あ/柔/看/薬	⑲ 気道の平滑筋に対して交感神経は弛緩，副交感神経は収縮作用をもつ． 拡張→収縮 ×
●20 副交感神経が働くと消化管運動が抑制される．□□ 理・作/あ/柔/看/薬	⑳ 副交感神経の興奮は消化管平滑筋を収縮させ，消化管運動を促進させる．また，消化液の分泌も促進させる． 抑制→促進 ×
●21 副交感神経の働きで排尿筋が弛緩する．□□ 理・作/鍼灸/あ/看	㉑ 副交感神経は内臓平滑筋（消化管，膀胱など）を収縮させる． 弛緩→収縮 ×

問題	解説と解答
●22 胃には迷走神経が分布する. □ □ あ/看	㉒ 迷走神経は胸腔内臓器, 腹腔内臓器などに分布する. ○
●23 膀胱には迷走神経が分布する. □ □ あ	㉓ 膀胱や直腸などの骨盤内臓器に分布する副交感神経は骨盤神経である. 迷走神経→骨盤神経 ×
●24 消化管の粘膜下にはアウエルバッハ神経叢がある. □ □	㉔ 消化管の粘膜下にマイスネル神経叢, 筋層間にアウエルバッハ神経叢がある. 両者を合わせて壁内神経叢と呼ぶ. アウエルバッハ神経叢→マイスネル神経叢 ×
●25 消化管の壁内神経叢のニューロンは交感および副交感神経の支配を受ける. □ □	㉕ 消化管壁には壁内神経叢が存在し, 消化管運動を調節する. 壁内神経叢の働きをさらに交感・副交感神経が調節する. ○
●26 瞳孔散大筋は自律神経の交感神経のみの支配を受ける. □ □ 理・作/あ/薬	㉖ 瞳孔散大筋は交感神経のみの, 瞳孔括約筋は副交感神経のみの支配を受ける. ○
●27 心臓は自律神経の二重支配を受ける. □ □ 鍼灸/あ/柔/看	㉗ 心臓は交感神経と迷走神経（副交感神経）の支配を受ける. ○
●28 胃は自律神経の二重支配を受ける. □ □ 鍼灸/あ/薬	㉘ 胃は交感神経と迷走神経（副交感神経）の支配を受ける. ○

問　題	解説と解答
●29 副腎髄質は自律神経の二重支配を受ける． □ □	㉙ 副腎髄質は交感神経のみの支配を受け，交感神経の活動によりカテコールアミンを分泌する．
理・作/鍼灸/薬	自律神経の二重支配→交感神経のみの支配　×
●30 膀胱は自律神経の二重支配を受ける． □ □	㉚ 膀胱は交感神経と骨盤神経（副交感神経）の支配を受ける．
鍼灸/あ/柔	○
●31 汗腺は自律神経の二重支配を受ける． □ □	㉛ 汗腺は交感神経のみの支配を受ける．汗腺支配の交感神経節後ニューロンは，例外的にアセチルコリンを放出する．
理・作/鍼灸/あ	自律神経の二重支配→交感神経のみの支配　×
●32 立毛筋は自律神経の二重支配を受ける． □ □	㉜ 立毛筋は交感神経のみの支配を受け，交感神経の活動により収縮する．寒冷時などに立毛筋の収縮が起こる．
理・作/鍼灸/あ	自律神経の二重支配→交感神経のみの支配　×
●33 唾液腺は自律神経の拮抗支配を受ける． □ □	㉝ 唾液腺は自律神経の二重支配を受けるが，交感，副交感神経ともに唾液分泌を促進する（拮抗支配ではない）．
理・作/鍼灸/あ/柔	受ける→受けない　×
●34 心臓は自律神経による拮抗支配を受ける． □ □	㉞ 心臓に対して交感神経は興奮性に，迷走神経は抑制性に働く．
理・作/鍼灸/あ/柔/看	○
●35 胃は自律神経による拮抗支配を受ける． □ □	㉟ 胃に対して交感神経は抑制性に，迷走神経は興奮性に働く．
理・作/鍼灸/あ/柔	○

問　題	解説と解答
●36　交感神経（下腹神経）が働くと膀胱の排尿筋は収縮する． □ □ 理・作/鍼灸	㊱ 排尿筋は自律神経による拮抗支配を受けている．交感神経によって弛緩し，副交感神経によって収縮する． 収縮→弛緩　×
●37　自律神経遠心性神経は一般に安静時に活動を停止している． □ □	㊲ 自律神経遠心性神経は一般に安静時に活動している．この自発性活動をトーヌスという． 活動を停止している→自発的に活動している　×
●38　血圧の情報は内臓求心性神経により脳に伝えられる． □ □	㊳ 圧受容器の求心性神経は内臓求心性神経の1つである． ○
●39　膀胱の充満度は体性感覚神経により脳に伝えられる． □ □	㊴ 膀胱の充満度は，内臓求心性神経（骨盤神経）により脳に伝えられ尿意として知覚される． 体性感覚神経→内臓求心性神経　×
●40　副交感神経節後線維の神経伝達物質はノルアドレナリンである． □ □ 理・作/鍼灸/柔/看/薬	㊵ 副交感神経節後線維の神経伝達物質はアセチルコリン，交感神経節後線維の神経伝達物質はノルアドレナリンである． ノルアドレナリン→アセチルコリン　×
●41　自律神経節前ニューロンから節後ニューロンへの情報伝達はムスカリン受容体を介する． □ □ 理・作/鍼灸/柔/薬	㊶ 自律神経節前ニューロンからアセチルコリンが放出され，節後ニューロンのニコチン受容体に作用する． ムスカリン受容体→ニコチン受容体　×

問 題	解説と解答
42 交感神経の興奮による心拍数の増加はα受容体を介する。 鍼灸/あ	㊷ 心臓のβ受容体が刺激されると，心機能が亢進する．アドレナリン受容体にはα受容体とβ受容体がある． α受容体→β受容体 ×
43 交感神経の興奮による血管の収縮はβ受容体を介する． 鍼灸/あ	㊸ 血管のα受容体が刺激されると血管が収縮し，血圧が上昇する． β受容体→α受容体 ×
44 交感神経の興奮による気管支拡張はα受容体を介する． 鍼灸	㊹ 気管支平滑筋のβ受容体が興奮すると気管支平滑筋が弛緩し，気管が拡張する． α受容体→β受容体 ×
45 副交感神経節後ニューロンから効果器への情報伝達はニコチン受容体を介する． 鍼灸/柔	㊺ 一般に副交感神経に支配される効果器にはムスカリン受容体が存在する． ニコチン受容体→ムスカリン受容体 ×
46 心臓のムスカリン受容体が刺激されると，心拍数が増加する．	㊻ 心臓のムスカリン受容体が刺激されると，心拍数が低下する． 増加→低下 ×
47 交感神経の興奮はグリコーゲンの合成を高める． 理・作/あ	㊼ 交感神経の興奮は肝臓のグリコーゲン分解を促す．グリコーゲンの合成を高めるのは副交感神経の働きである． 合成→分解 ×
48 副交感神経の興奮により毛様体筋は弛緩する． 理・作/鍼灸/あ/柔	㊽ 近くの物体を見るときには，副交感神経（動眼神経）の興奮により毛様体筋が収縮して，水晶体が厚くなる． 弛緩→収縮 ×

問 題 / 解説と解答

○49 副交感神経の興奮はインスリン分泌を抑制する．
□
□

㊾ インスリン分泌は副交感神経（迷走神経）の興奮により分泌が増加する．

あ/薬

抑制→亢進 ×

難 問

○1 アセチルコリンがニコチン受容体に結合すると Ca^{2+}チャネルが開く．
□
□

① アセチルコリンが骨格筋のニコチン受容体に結合すると Na^{+}チャネルが開く．

薬

Ca^{2+}チャネル→Na^{+}チャネル ×

○2 ドパミンは統合失調症に関与する．
□
□

② 統合失調症は幻覚や妄想を起こす．

看

○

○3 GABA が GABA 受容体に結合すると，Cl^{-}チャネルが開く．
□
□

③ GABA受容体はGABA結合部位をもつCl^{-}チャネルである．Cl^{-}が細胞内に流入するとニューロンが抑制される．

薬

○

○4 テトロドトキシンは K^{+}チャネルを阻害する．
□
□

④ テトロドトキシンは Na^{+}流入を阻害し，活動電位の発生を抑える．

柔

K^{+}チャネル→Na^{+}チャネル ×

○5 呼吸調節中枢は中脳にある．
□
□

⑤ 延髄の呼吸中枢に指令を出す高位の中枢(呼吸調節中枢)が橋に存在する．

柔

中脳→橋 ×

○6 咳中枢は視床にある．
□
□

⑥ 咳中枢は延髄にある．咳中枢は気道粘膜からの情報を受けて，咳反射を起こす．

理・作/柔

視床→延髄 ×

問 題	解説と解答
7 パペツの回路は情動と関連する. □ □	⑦ パペツ（Papez）の回路が働くと情動が起こると考えられている．パペツの回路には，帯状回，海馬体，乳頭体，視床前核などが含まれる．
理・作	○
8 大脳辺縁系の海馬は探索行動と深い関係がある. □ □	⑧ 新しい環境におかれた際に見られる探索行動には，海馬が関与する．
理・作	○
9 姿勢反射の中には大脳皮質を必要とするものがある. □ □	⑨ 姿勢反射には，脊髄反射，脳幹反射のほか，視覚入力による立ち直り反射や踏み直し反射のように大脳皮質を必要とする反射がある．
理・作	○
10 瘤波は異常な睡眠脳波である. □ □	⑩ 瘤波は軽眠時に出る正常な脳波である．
柔	異常→正常 ×
11 紡錘波は異常な睡眠脳波である. □ □	⑪ 紡錘波は中等度睡眠時に出現する正常な脳波である．
あ/柔	異常→正常 ×
12 K-complex は生理的睡眠脳波である. □ □	⑫ K-complex は睡眠中に自発的に，あるいは感覚刺激に応じて出現する．
柔	○
13 生殖器の血管は副交感神経の興奮により拡張する. □ □	⑬ 勃起の際には副交感神経による血管拡張により陰茎の海綿体が充血する．
柔	○

問　題	解説と解答
◎14　一般に交感神経節は副交感神経節よりも効果器の近傍に存在する．□□ 薬	⑭交感神経節は脊柱の左右にある交感神経幹や腹腔神経節などにある．副交感神経節は効果器の近傍や壁内にある． 効果器の近傍→効果器から離れた部位　×
◎15　交感神経系のシナプス比は1：1である．□□ 薬	⑮1本の節前線維が連絡する節後線維の数をシナプス比という． 1：1→1：多数　×
◎16　防衛反応の際，骨格筋の血流が増大する．□□ あ	⑯防衛反応の際，骨格筋血流が増加し，運動に適した状態になる．他に血圧上昇，心機能亢進，瞳孔散大も起こる． ○
◎17　交感神経による副腎髄質の支配はムスカリン受容体を介する．□□ 柔/薬	⑰副腎髄質は交感神経節前線維に支配され，ニコチン受容体を介してカテコールアミン分泌が調節される． ムスカリン→ニコチン　×

参照事項

■神経系の分類

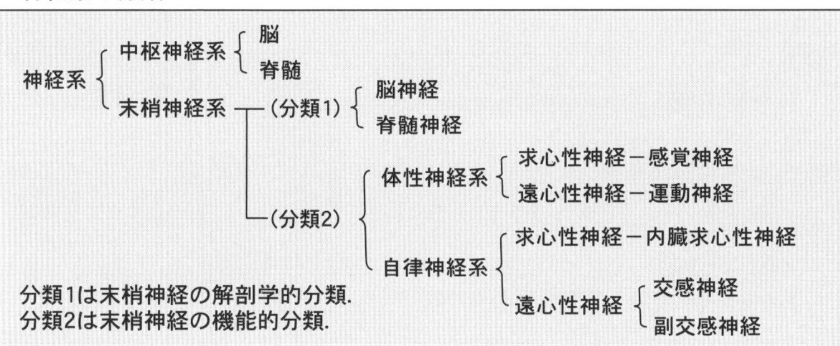

■哺乳類の神経線維の分類

種類		直径（μm）	伝導速度（m／秒）	髄鞘
A	α	12～20	60～120	有髄
	β	8～10	30～ 80	
	γ	2～ 8	15～ 30	
	δ	1.5～ 3	6～ 30	
B		1～ 3	3～ 15	有髄
C		0.2～ 1	0.3～ 2	無髄

■感覚線維の数字式分類

種類	起源となる感覚器	直径（μm）	伝導速度（m／秒）	上記表との対応
Ⅰa	筋紡錘（らせん形終末）	12～21	70～120	Aα
Ⅰb	腱受容器			Aα
Ⅱ	筋紡錘（散形終末），触・圧受容器	6～12	30～ 70	Aβ
Ⅲ	冷，痛受容器	1～ 6	12～ 30	Aδ
Ⅳ	温，痛受容器	1 以下	0.5～ 2	C

表は内田さえ他「生理学」第3版，医歯薬出版，2014より.

11 参照事項

■主な神経伝達物質

<table>
<tr><td colspan="3">アセチルコリン</td></tr>
<tr><td rowspan="5">モノアミン</td><td colspan="2">ノルアドレナリン</td></tr>
<tr><td colspan="2">アドレナリン</td></tr>
<tr><td colspan="2">ドパミン</td></tr>
<tr><td colspan="2">セロトニン</td></tr>
<tr><td colspan="2">ヒスタミン</td></tr>
<tr><td rowspan="3">アミノ酸</td><td colspan="2">γ-アミノ酪酸（GABA）</td></tr>
<tr><td colspan="2">グルタミン酸</td></tr>
<tr><td colspan="2">グリシン</td></tr>
<tr><td rowspan="2">プリン誘導体</td><td colspan="2">アデノシン三リン酸（ATP）</td></tr>
<tr><td colspan="2">アデノシン</td></tr>
<tr><td rowspan="6">ペプチド</td><td rowspan="3">オピオイドペプチド</td><td>メチオニンエンケファリン</td></tr>
<tr><td>ロイシンエンケファリン</td></tr>
<tr><td>β-エンドルフィン</td></tr>
<tr><td colspan="2">サブスタンスP（P物質）</td></tr>
<tr><td colspan="2">血管作動性腸ペプチド（VIP）</td></tr>
<tr><td colspan="2">カルシトニン遺伝子関連ペプチド（β-CGRP）</td></tr>
</table>

■交感神経と副交感神経の働きのまとめ

	交感神経	副交感神経
内臓平滑筋	弛緩	収縮
括約筋	収縮	弛緩
血管平滑筋	収縮	―
心筋	収縮*	弛緩*
腺	分泌**	分泌

＊：心臓の拍動リズムの促進（交感神経）と抑制（副交感神経）もある．

＊＊：胃液，膵液などの分泌は，交感神経による血流低下の二次的作用により減少する．

表は内田さえ他「生理学」第3版，医歯薬出版，2014より．

第12章　筋

問　題　　解説と解答

1. 骨格筋と筋線維

1　骨格筋は横紋筋である.

①骨格筋は骨格に付着している筋組織で,顕微鏡で観察すると規則正しい明暗の縞模様(横紋)がみられる.

理・作/鍼灸/あ/柔/薬

○

2　骨格筋は不随意筋である.

②骨格筋は意思によって正確に動かすことができる随意筋である.

鍼灸/柔

不随意筋→随意筋　×

3　骨格筋は主に自律神経支配を受ける.

③骨格筋は運動神経支配を受け,運動神経が活動すると収縮する.

柔

自律神経支配→運動神経支配　×

4　骨格筋の筋線維は細胞膜をもつ.

④骨格筋は筋線維(筋細胞)が多数集まり束状になって構成される.両端は一般に腱を介して骨に接続する.

理・作

○

5　1本の骨格筋線維には多数の筋原線維が含まれる.

⑤骨格筋線維内には多数の筋原線維が密に並ぶ.筋原線維に横紋が認められる.

理・作

○

問　題 | 解説と解答

● 6　赤筋線維は白筋線維よりも収縮速度が速い.
□
□

⑥ 赤筋線維は収縮速度が遅く遅筋線維とも呼ばれる. 白筋線維は収縮速度が速く速筋線維とも呼ばれる.

理・作/あ/柔

速い→遅い　×

● 7　速筋線維は遅筋線維よりも低頻度の刺激で強縮を起こす.
□
□

⑦ 速筋線維は遅筋線維よりも収縮の持続時間が短いため, 強縮を起こすためには高頻度の刺激が必要である.

理・作

低頻度→高頻度　×

● 8　白筋線維は赤筋線維よりも疲労しにくい.
□
□

⑧ 白筋線維は, 疲労しやすく速い運動に関与する. 赤筋線維は, 疲労しにくく持続的な筋収縮に関与する.

理・作/あ/柔

疲労しにくい→疲労しやすい　×

● 9　姿勢保持筋には白筋線維が多く含まれる.
□
□

⑨ 姿勢保持のような持続的な筋収縮に関与する筋には, 赤筋線維が多く含まれる.

理・作/あ

白筋線維→赤筋線維　×

● 10　タイプⅠ筋線維はタイプⅡB筋線維と比較して単収縮の速度が速い.
□
□

⑩ タイプⅠ筋線維は赤筋線維に相当し, 収縮速度が遅い. タイプⅡB筋線維は白筋線維に相当する.

理・作/鍼灸/柔

速い→遅い　×

● 11　タイプⅠ筋線維はタイプⅡB筋線維と比較して解糖活性が高い.
□
□

⑪ タイプⅠ筋線維は主に好気的過程, タイプⅡB筋線維は主に嫌気的過程 (解糖) で得られるATPを利用する.

理・作/鍼灸

高い→低い　×

問 題 / 解説と解答

●12 赤筋は白筋よりもミトコンドリアの含有量が少ない．
□
□

⑫ ミトコンドリアは好気的ATP合成の場である．赤筋線維は主に好気的過程で得られるATPを利用する．

理・作/柔

少ない→多い ×

●13 赤筋は白筋よりも毛細血管の密度が低い．
□
□

⑬ 赤筋はミオグロビンや毛細血管が豊富なので赤みがかってみえる．

理・作/あ/柔

低い→高い ×

●14 白筋は赤筋よりもグリコーゲンの含有量が少ない．
□
□

⑭ グリコーゲンは嫌気的なATP合成（解糖）に用いられる．

理・作/柔

少ない→多い ×

●15 タイプⅠ筋線維はタイプⅡB筋線維と比較してミオグロビン濃度が低い．
□
□

⑮ タイプⅠ筋線維はミオグロビン含有量が多い．ミオグロビンは酸素と可逆的に結合する赤い色素タンパク質である．

理・作/柔

低い→高い ×

●16 タイプⅠ筋線維はタイプⅡB筋線維と比較してミトコンドリア含有量が少ない．
□
□

⑯ 主に好気的代謝を行うタイプⅠ筋線維はミトコンドリアの含有量が多い．ミトコンドリアは好気的なエネルギー代謝の場である．

理・作/柔

少ない→多い ×

●17 タイプⅠ筋線維はタイプⅡB筋線維と比較して張力が小さい．
□
□

⑰ タイプⅠ筋線維は細く張力が小さい．単一線維の張力はタイプⅡB>タイプⅡA>タイプⅠの順に小さくなる．

理・作

○

問　題　　解説と解答

2. 筋の微細構造と筋収縮の仕組み

1　骨格筋の筋原線維は主としてアクチンフィラメントとミオシンフィラメントからなる.

① 骨格筋の筋原線維の中にはアクチンフィラメントとミオシンフィラメントが規則正しく配列する.

理・作/鍼灸/柔/薬

○

2　アクチンフィラメントはミオシンフィラメントよりも太い.

② アクチンフィラメントはミオシンフィラメントよりも細い. アクチンフィラメントは一端がZ帯に付着し, 他端はミオシンフィラメントと部分的に重なって終わる.

理・作/鍼灸/柔

太い→細い　×

3　骨格筋の横紋構造の暗部はI帯である.

③ 筋原線維上の規則正しい明暗の縞模様のうち暗部をA帯（暗帯）, 明部をI帯（明帯）という.

理・作

I帯→A帯　×

4　筋節はZ帯から隣のZ帯の間をいう.

④ 筋節は筋原線維の構造上・機能上の単位である. Z帯はI帯の中央にある.

理・作

○

5　筋原線維でミオシンフィラメントの部分はI帯を形成する.

⑤ ミオシンフィラメントの部分は, A帯を形成する. アクチンフィラメントがミオシンフィラメントと重ならない部分は, I帯を形成する.

I帯→A帯　×

6　骨格筋の短縮時にはA帯が短くなる.

⑥ 骨格筋の短縮時には, A帯の長さは変化せず, I帯とH帯が短くなる.

理・作/鍼灸/柔

A帯→I帯とH帯　×

問　題 | 解説と解答

12　2　筋の微細構造と筋収縮の仕組み

7　骨格筋の短縮時には筋節が短くなる.

⑦骨格筋の短縮時には，筋節の長さはA帯の長さに近づく．A帯の長さは変わらない.

理・作

○

8　ミオシンは脂質である.

⑧ミオシンとアクチンは収縮タンパクであり，ともに筋収縮に関与する.

鍼灸/あ/柔

脂質→タンパク質（収縮タンパク）

×

9　筋収縮の際，アクチンフィラメントはミオシンフィラメントの間に滑り込む.

⑨アクチンフィラメントがミオシンフィラメントの間に滑り込むことにより，筋の収縮が起こる（滑り説，sliding theory).

理・作/鍼灸/あ/柔/看/薬

○

10　骨格筋の収縮が起こる前に筋線維に活動電位が発生する.

⑩筋線維において，活動電位の発生に続いて筋収縮が起こる現象を興奮収縮連関という.

理・作/あ/薬

○

11　筋線維膜の外から内にNa^+が流入すると脱分極が起こる.

⑪アセチルコリンの作用で骨格筋細胞のNa^+チャネルが開口してNa^+が流入すると，電位依存性のNa^+チャネルも開口し，一気にNa^+が流入して活動電位が発生する.

理・作

○

12　筋小胞体はNa^+を貯蔵している.

⑫筋小胞体の終末槽には大量のCa^{2+}が貯えられている．筋小胞体は筋原線維を取り囲む.

理・作/鍼灸/あ/柔/薬

Na^+→Ca^{2+}

×

問題	解説と解答
●13 骨格筋の収縮において，横行小管（T管）は興奮を筋線維の内部へ伝える． □□ 理・作/柔/薬	⑬ 横行小管は骨格筋の細胞膜が細胞内に陥入したものである． ○
●14 骨格筋の収縮が起こる際には Ca^{2+} が筋小胞体に取り込まれる． □□ 理・作/鍼灸/あ/柔/看/薬	⑭ 活動電位が横行小管を介して細胞内へ伝わると，筋小胞体の終末槽から細胞質内へ Ca^{2+} が放出される． 筋小胞体に取り込まれる→筋小胞体から放出される ×
●15 横紋筋収縮時にアクチンフィラメントとミオシンフィラメントとの結合が起こる． □□ 理・作/あ/柔/看/薬	⑮ 筋収縮の際，アクチンフィラメントはミオシン頭部と結合する．この結果，アクチンフィラメントがミオシンフィラメントの間に引っ張られて，筋が収縮する． ○
●16 骨格筋の収縮には Ca^{2+} が必要である． □□ 理・作/鍼灸/あ/柔/看/薬	⑯ Ca^{2+} はアクチンフィラメントとミオシンフィラメントの結合を可能とする．活動電位終了後 Ca^{2+} が筋小胞体内に取り込まれ，筋は弛緩する． ○
●17 トロポミオシンは筋弛緩時にアクチンとミオシン頭部の結合を起こす． □□ 鍼灸/柔	⑰ 筋弛緩時にはトロポミオシンがアクチンとミオシン頭部の間の結合を妨げている． 結合を起こす→結合を妨げる ×
●18 横紋筋収縮時にトロポニンと Fe^{2+} との結合が起こる． □□ 理・作/鍼灸/柔/薬	⑱ トロポニンが Ca^{2+} と結合すると，トロポミオシンが移動してアクチンとミオシン頭部が結合し，収縮が起こる． Fe^{2+}→Ca^{2+} ×

問　題　　解説と解答

●19　ミオシン頭部はATPase活性をもつ.
□
□

⑲ ATPaseはATP分解酵素である．ミオシン頭部の運動に，ATPの分解により生じるエネルギーが用いられ，筋が収縮する．

理・作／鍼灸／薬

○

●20　筋弛緩の際にATPを消費する.

⑳ 筋小胞体膜にある Ca^{2+} ポンプが，ATP分解により生じるエネルギーを使って Ca^{2+} を取り込むと，アクチンとミオシンが離れ，筋が弛緩する．

理・作／鍼灸／あ／柔／薬

○

---

3. 等張性・等尺性収縮

●1　筋の両端を固定した状態で起こる収縮を等張性収縮という.
□
□

① 筋の長さが変化しない状態で起こる収縮を等尺性収縮という．筋収縮には等張性収縮と等尺性収縮がある．

あ／看

等張性収縮→等尺性収縮　×

●2　等張性収縮では筋の短縮が起こる.
□
□

② 等張性収縮では筋にかかる張力はほぼ一定で，筋の長さが短くなる．

柔

○

●3　姿勢の保持は主に筋の等張性収縮による.
□
□

③ 姿勢の保持は主に筋の等尺性収縮による．肘を動かさない状態で重い物を支える場合も等尺性収縮が起こる．

鍼灸／あ

等張性収縮→等尺性収縮　×

●4　歩行運動は主に筋の等尺性収縮による.
□
□

④ 歩行運動は主に筋の等張性収縮による．何ももたずに肘を屈曲させるような運動も等張性収縮である．

等尺性収縮→等張性収縮　×

---

4. 単収縮・強縮

● 1 骨格筋において1回の活動電位によって起こる収縮を単収縮という.
□
□

① 筋に活動電位が1回発生すると筋は1回だけ収縮し，直ちに弛緩する．このような1回の収縮を単収縮という.

理・作/あ

○

● 2 骨格筋の収縮には不応期がある.
□
□

② 筋の収縮には不応期がない．単収縮の途中で次の活動電位が生じると，筋の収縮高は加算されて大きくなる（収縮の加重).

あ/柔

ある→ない ×

● 3 筋の強縮は活動電位の加重によって起こる.
□
□

③ 筋の強縮は，筋収縮の加重によって生じた持続的な収縮である．活動電位に加重は起こらない.

理・作/あ/柔/薬

活動電位の加重→筋収縮の加重 ×

● 4 筋の頻回の興奮により，個々の単収縮が完全に融合した状態を完全強縮という.
□
□

④ 興奮の頻度が少なく，個々の単収縮の融合が不完全な場合を不完全強縮という.

柔

○

● 5 日常運動の多くは筋の単収縮によって起こる.
□
□

⑤ 日常運動の多くは筋の強縮によって起こる．運動神経によって強縮の程度が調節され，様々な運動が可能になる.

あ/柔

単収縮→強縮 ×

● 6 筋の発生する張力は筋の断面積に反比例する.
□
□

⑥ 筋断面積が大きいほど発生する張力が大きくなる.

理・作

反比例→比例 ×

問　題	解説と解答
● 7　筋の収縮速度は負荷が小さいほど速い.	⑦ 筋の張力が一定の場合，負荷量が増加すると筋の収縮速度は遅くなる.
理・作	○

5. 筋のエネルギー代謝

問　題	解説と解答
● 1　骨格筋収縮のエネルギーはATPの分解によって得られる.	① ATPが加水分解されてADPとリン酸になるときに遊離されるエネルギーが筋収縮および弛緩に利用される.
理・作/鍼灸/あ/柔/看/薬	○
● 2　筋線維はグリコーゲンを含む.	② グリコーゲンはグルコースが多数結合した分子である.
あ	○
● 3　グルコースはATPの合成に利用される.	③ ATPはグルコースから内呼吸の過程により合成される.
あ	○
● 4　クレアチンリン酸はATPの分解に利用される.	④ クレアチンリン酸はATPの合成に利用される．ADPはクレアチンリン酸からリン酸を受け取ってATPになる.
あ/看	分解→合成　×
● 5　ローマン反応にはクレアチンリン酸が関与する.	⑤ ローマン反応は以下の過程をいう．ADP＋クレアチンリン酸⇔ATP＋クレアチン（O_2は必要ない）.
柔	○

問　題	解説と解答
● 6　解糖過程には有酸素的代謝が関与する. □ □ あ/柔	⑥ 解糖は O_2 を必要としない（無酸素的）過程である．解糖ではグルコースが分解されてピルビン酸が生じる． 有酸素的代謝→無酸素的代謝　×
● 7　筋は弛緩の際にも ATP を消費する. □ □ 鍼灸/柔/薬	⑦ 筋収縮時と弛緩時の両方で ATP が消費される． ○
● 8　筋小胞体への Ca^{2+} の取り込みにはエネルギーが必要である. □ □ 理・作/鍼灸/あ/柔/薬	⑧ ミオシン頭部の運動（収縮）や，ミオシン頭部とアクチンの分離，筋小胞体への Ca^{2+} 取り込み（弛緩）の際にも ATP が費やされる． ○
● 9　骨格筋は筋収縮に伴って熱を吸収する. □ □ 理・作/鍼灸/あ	⑨ 筋収縮に伴う化学反応で放出するエネルギーのすべてが筋収縮に用いられるわけではなく，一部は熱となる． 吸収→放出　×
● 10　筋収縮が続くと筋の疲労が起こる. □ □ 鍼灸/あ/柔	⑩ 筋収縮を繰り返すと収縮力が次第に減少し，やがて収縮しなくなる． ○

6. 心筋・平滑筋

問　題	解説と解答
● 1　心筋は骨格筋より絶対不応期が短い. □ □ 鍼灸/あ/柔/薬	① 心筋は骨格筋よりも活動電位の持続時間が長いので，不応期も長い． 短い→長い　×

参照事項　骨格筋，心筋，平滑筋の特徴の比較☞216 頁参照

問題	解説と解答
2 心筋は通常強縮を起こす. □□ 理・作/鍼灸/あ/柔/薬	② 心筋の活動電位の絶対不応期は非常に長いため，心筋の収縮は加重せず常に単収縮である. 強縮→単収縮 ×
3 心筋は横紋筋である. □□ あ/柔/看	③ 心筋と骨格筋は横紋構造をもつ．心筋および平滑筋は単核細胞であるが，骨格筋は多核細胞である. ○
4 心筋は骨格筋よりも疲労しやすい. □□ あ/柔	④ 心筋や平滑筋は骨格筋よりも疲労しにくい．このため心臓は休まず規則正しい律動的リズムで拍動できる. 疲労しやすい→疲労しにくい ×
5 平滑筋は骨格筋に比べて単収縮の持続時間が短い. □□ 理・作/あ/柔/薬	⑤ 平滑筋はゆっくりかつ持続的収縮をする．平滑筋は骨格筋よりも疲労しにくい. 短い→長い ×
6 平滑筋は筋フィラメントをもつ. □□ 理・作/鍼灸/薬	⑥ 平滑筋細胞内の筋フィラメントは不規則に配列しているので，平滑筋に横紋構造はみられない. ○
7 平滑筋の収縮速度は骨格筋より速い. □□ あ/柔	⑦ 平滑筋は骨格筋のような急速な収縮はできない. 速い→遅い ×

問　題	解説と解答
● 8　胃腸管の平滑筋細胞は自動能をもつ． □ □ 柔	⑧ 胃腸管など一部の平滑筋は，外部からの刺激なしで自動興奮を繰り返す自動能をもつ． ○
● 9　平滑筋は自律神経に支配される． □ □ 理・作／柔／薬	⑨ 平滑筋は不随意筋で，血管，胃，腸，膀胱などの内臓の壁を構成する． ○
● 10　胃の平滑筋にはギャップ結合がある． □ □ 鍼灸／柔	⑩ 胃腸管の平滑筋や心筋は，ギャップ結合によって電気的につながり，合胞体として機能する． ○

難　問

問　題	解説と解答
● 1　骨格筋の細胞膜にはムスカリン受容体が分布する． □ □ 柔／薬	① 運動神経終末からアセチルコリンが放出され，骨格筋の細胞膜のニコチン受容体に作用する． ムスカリン受容体→ニコチン受容体　×
● 2　骨格筋は成人では体重の約15%を占める． □ □ 理・作	② 骨格筋は身体で最も大きな器官で，体重の40～50%を占める． 約15%→40～50%　×
● 3　死後硬直の原因はクレアチンリン酸の増加による． □ □ 鍼灸	③ ATPが不足すると筋肉は硬直した状態になる．死後，ATPが産生されないため，筋肉が硬直する． クレアチンリン酸の増加→ATP減少　×

問題	解説と解答
● 4 平滑筋の筋小胞体は骨格筋よりも発達している. □□	④平滑筋の筋小胞体は発達が悪い.
柔/薬	発達している→発達が悪い ✕
● 5 等尺性収縮の活動張力（発生張力）は，筋長が静止長のとき最大になる. □□	⑤筋長が静止長（弛緩時の筋の長さ）のときに，すべてのミオシン頭部がアクチンフィラメントと連結できるため，等尺性収縮の活動張力が最大となる.
理・作/柔	◯
● 6 静止張力は筋長とともに減少する. □□	⑥静止張力は骨格筋を引き伸ばすと組織の弾性により生じる張力で，筋長とともに増大する．静止張力と活動張力の和を全張力という.
理・作/柔	減少→増大 ✕
● 7 骨格筋の遠心性収縮は求心性収縮より大きな筋張力を発生する. □□	⑦筋張力より負荷が大きいと，筋収縮を起こしても，筋長は伸びる．この状態を遠心性収縮（遠心性運動）という.
理・作	◯
● 8 平滑筋は骨格筋よりも電気刺激閾値が低い. □□	⑧平滑筋は電気刺激閾値が骨格筋より高い（興奮しにくい）．ただし機械的刺激には敏感である.
理・作/柔	低い→高い ✕
● 9 平滑筋は骨格筋より収縮張力が強い. □□	⑨平滑筋は骨格筋より収縮張力が弱い.
柔	強い→弱い ✕
● 10 平滑筋ではアクチンの量が骨格筋より多い. □□	⑩平滑筋の筋フィラメントは，骨格筋より量が少なく，配列も不規則である.
柔	多い→少ない ✕

問　題	解説と解答
11　平滑筋の収縮は，細胞内 Ca^{2+} 濃度の上昇によって始まる．□□	⑪ 平滑筋の収縮は，横紋筋と同じように細胞内 Ca^{2+} 濃度が上昇することによって始まる．
柔	○

12 難問

参照事項

■骨格筋，心筋，平滑筋の特徴の比較

	骨格筋	心筋	平滑筋
筋線維	横紋筋	横紋筋	平滑筋
細胞間の興奮伝導	絶縁伝導	全体に広がる	ある方向に広がる
神経支配	運動神経（随意的）	自律神経（不随意的）	自律神経（不随意的）
自動性	なし	結節組織にあり	一部にあり
静止電位	−90mV	−90mV	−30〜−60mV
活動電位の振幅	120mV	120mV	60mV
電気刺激閾値	低い	中等度	高い（反復刺激が適当）機械的刺激に敏感
活動電位の絶対不応期	1〜2ミリ秒	200〜300ミリ秒	50〜100ミリ秒
単収縮の持続	0.03〜0.1秒	0.5秒	数秒
強縮	強縮が多い	単収縮のみ	ほとんどが強縮
疲労	起こりやすい	起こりにくい	起こりにくい

表は真島英信，1978に基づく内田さえ他「生理学」第3版，医歯薬出版，2014より．

第13章　運　　動

問　題	解説と解答

1. 運動単位

1　α運動ニューロンは骨格筋を支配する.

理・作/鍼灸

① 運動神経にはα運動ニューロンとγ運動ニューロンがある.

○

2　α運動ニューロンの細胞体は小脳にある.

鍼灸/あ

② α運動ニューロンの細胞体は脊髄あるいは脳幹にあり，軸索は脊髄神経または脳神経を通って筋線維に至る.

小脳→脊髄あるいは脳幹　×

3　α運動ニューロンの軸索は無髄である.

理・作/鍼灸

③ α運動ニューロンの軸索は太い有髄のAα線維である.

無髄→有髄　×

4　脊髄の運動ニューロンの細胞体は脊髄後角にある.

理・作/鍼灸/あ

④ 脊髄では運動ニューロンの細胞体は前角にある．脊髄の後角には求心性線維（感覚性線維）が入力する.

脊髄後角→脊髄前角　×

5　脊髄の運動ニューロンは上位中枢からの入力を受ける.

鍼灸

⑤ 脊髄の運動ニューロンは脳幹や大脳皮質などから入力を受ける.

○

問題	解説と解答
● 6 運動単位は1個の運動ニューロンとそれが支配する筋線維群からなる. □□ 理・作/あ	⑥ 1つの運動単位に属する筋線維は同時に収縮する. ○
● 7 神経支配比とは1個の運動ニューロンが支配する筋線維の数を表す. □□ 理・作/鍼灸	⑦ 1個の運動ニューロンは数本から数百本の筋線維を支配する. 神経支配比は筋によって異なる. ○
● 8 手指の筋の神経支配比は体幹筋より大きい. □□ 理・作/あ	⑧ 一般に神経支配比は細かい運動に関与する筋（手指の筋や眼筋など）では小さい. 大きい→小さい ×
● 9 筋収縮の程度は活動する運動単位の数に依存する. □□ 理・作	⑨ 活動に参加する運動単位の数が多いほど, 筋収縮の程度が強くなる. ○
● 10 運動神経の活動電位の発射頻度が増加すると筋収縮の強さが減少する. □□ 理・作	⑩ 個々の運動神経の活動電位の発射頻度の増加により, 収縮の加重が起こり, 筋収縮の強さが増加する. 減少→増加 ×
● 11 筋の収縮により発生する張力は, 収縮に参加した筋線維の数が多いほど減少する. □□ 理・作	⑪ 張力は収縮に参加する筋線維数に依存する. 減少→増加 ×

問 題	解説と解答
●12 筋は収縮速度が増すと張力が増加する. □□ 理・作	⑫ 筋が短縮するとき，負荷が小さい（発生する張力が小さい）ほど収縮速度が速くなる. 増加→減少 ×
●13 小型の運動ニューロンからなる運動単位は，大型の運動ニューロンからなる運動単位よりも疲労しやすい. □□ 理・作	⑬ 小型の運動ニューロンは主に赤筋線維を支配するので疲労しにくい. 疲労しやすい→疲労しにくい ×
●14 運動ニューロンが興奮すると，骨格筋細胞に終板電位が発生する. □□ あ	⑭ 終板電位が閾値に達すると活動電位が発生し，筋は収縮する. ○

2. 神経筋接合部

問 題	解説と解答
●1 神経筋接合部における神経伝達物質はアドレナリンである. □□ 理・作/鍼灸/あ/柔/看/薬	① 運動ニューロンの終末からはアセチルコリンが放出される. アドレナリンは副腎髄質から分泌される. アドレナリン→アセチルコリン ×
●2 神経筋接合部の興奮伝達は両方向性である. □□ 理・作/鍼灸/柔	② 神経筋接合部はシナプスである. 興奮は神経終末から筋細胞に一方向性に伝わる. 両方向性→一方向性 ×
●3 神経筋接合部は抑制性シナプスである. □□ 鍼灸/あ/柔	③ 神経筋接合部は興奮伝達の際に筋細胞に脱分極が生じるので興奮性シナプスである. 抑制性シナプス→興奮性シナプス ×

問　題 | 解説と解答

○4　骨格筋の神経筋接合部での興奮伝達は神経線維での興奮伝導よりも疲労しにくい.
□
□

理・作／あ

④ 神経の興奮伝導は疲労しにくいが，シナプスにおける興奮伝達は疲労しやすい.

疲労しにくい→疲労しやすい　×

○5　筋電図は筋の活動電位を記録したものである.
□
□

⑤ 筋電図は筋の収縮に先立って起こる筋の活動電位を記録したものである．筋の疾患の診断に広く利用される.

○

3. 筋紡錘・腱受容器

○1　筋紡錘は錘外筋線維で構成される.
□
□

理・作／鍼灸／あ／柔

① 筋紡錘は錘内筋線維という細くて短い特殊な線維群で構成される．錘外筋線維は普通の太くて長い筋線維である.

錘外筋線維→錘内筋線維　×

○2　筋紡錘のⅠa群線維は遠心性線維である.
□
□

理・作／鍼灸／柔／薬

② Ⅰa群線維は筋紡錘の情報を中枢神経へ伝える求心性神経線維である．筋紡錘は筋の長さの変化を感受する.

遠心性線維→求心性線維　×

○3　Ⅰa群求心性線維の活動は等張性収縮の際に増加する.
□
□

③ 等張性収縮では筋は短縮するため，Ⅰa群求心性線維の活動は停止する．Ⅰa群求心性線維の活動は筋伸展時に増加する.

増加→停止　×

○4　Ⅰa群求心性線維の活動は等尺性収縮の際に減少する.
□
□

④ 等尺性収縮では筋長は変わらないため，Ⅰa群求心性線維の活動は変化しない.

減少する→変化しない　×

問　題	解説と解答
5 α運動ニューロンは錘内筋を支配する． 理・作/柔	⑤ 運動神経には錘外筋を支配するα運動ニューロンと錘内筋を支配するγ運動ニューロンがある． 錘内筋→錘外筋　×
6 γ運動ニューロンは筋紡錘の感度を調節する． 理・作/鍼灸/あ/柔	⑥ γ運動ニューロンが錘内筋線維の両端を収縮させる結果，錘内筋線維の中央部分は伸展され，Ⅰa群線維の活動が増加する． ○
7 筋紡錘の核袋線維は中央部が細い． 理・作	⑦ 筋紡錘を構成する錘内筋線維には核袋線維と核鎖線維がある．核袋線維は核鎖線維よりも太くて長い． 細い→太い　×
8 筋紡錘には2種類の求心性線維終末がある． 理・作/柔	⑧ 筋紡錘の求心性神経線維には一次終末と二次終末がある． ○
9 筋紡錘の一次終末はⅠb群線維である． 理・作/鍼灸/柔	⑨ 筋紡錘の一次終末はⅠa群求心性線維である．核袋線維，核鎖線維の中央部に分布する． Ⅰb群線維→Ⅰa群線維　×
10 筋紡錘の核袋線維には二次終末が多い． 理・作	⑩ 二次終末はⅡ群求心性線維であり，主に核鎖線維に分布する． 核袋線維→核鎖線維　×
11 腱受容器は筋収縮により活動が減少する． あ	⑪ 筋が収縮すると腱が伸展するので，腱受容器の活動は増加する． 減少→増加　×

問　題 | 解説と解答

○12 腱受容器（ゴルジ腱器官）は張力受容器である.
□
□

⑫ 腱受容器は筋が収縮して張力を発生する時に興奮する. 筋の張力を感受する受容器である.

理・作/鍼灸/柔

○

○13 腱受容器の伸展情報を伝える神経線維はⅡ群線維である.
□
□

⑬ 腱受容器の求心性神経はⅠb 群線維である. Ⅱ群線維は主に皮膚の触・圧覚, 錘内筋（核鎖線維）の情報などを伝える.

理・作/鍼灸/あ

Ⅱ群線維→Ⅰb 群線維　×

○14 ゴルジ腱器官反射は2シナプス（ダイシナプティック）反射である.
□
□

⑭ 腱の伸張によりゴルジ腱器官が興奮すると, その情報は脊髄で1個の抑制性ニューロンを介して, α 運動ニューロンを抑制する.

理・作

○

○15 自原抑制の効果器は同名筋である.
□
□

⑮ 自原抑制（Ⅰb 抑制）は, 筋が収縮してその腱受容器が興奮すると, その筋（同名筋）の α 運動ニューロンが抑制される反射である. 腱が付着する筋の過度な収縮を抑制する.

理・作

○

4. 筋 緊 張

○1 筋緊張は姿勢保持機能に関与する.
□
□

① ゆったり座っていても身体は完全な受動的状態ではなく, 一定の緊張を保つ.

柔

○

○2 筋緊張は体温調節の放熱過程に役立つ.
□
□

② 筋緊張の際に筋の収縮に伴って産熱が起こる.

柔

放熱過程→産熱過程　×

問　題　　解説と解答

5. 脊髄レベルでの運動調節

1　膝蓋腱反射の受容器は腱受容器である.

□
□

① 腱反射では，腱をたたくと筋長がわずかに伸び，これを筋紡錘が感受する.

理・作/鍼灸/あ/柔

腱受容器→筋紡錘　×

2　膝蓋腱反射では大腿二頭筋が収縮する.

□
□

② 膝蓋腱反射では大腿四頭筋が収縮する．伸張反射の1つである.

鍼灸/あ/看

大腿二頭筋→大腿四頭筋　×

3　伸張反射の求心路はⅠb群求心性線維である.

□
□

③ 伸張反射の求心路は筋紡錘からのⅠa群求心性線維である．遠心路はα運動線維である.

理・作/鍼灸/あ/柔/看

Ⅰb群求心性線維→Ⅰa群求心性線維　×

4　膝蓋腱反射の遠心路はγ運動ニューロンである.

□
□

④ 膝蓋腱反射の際には大腿四頭筋を支配するα運動ニューロンが興奮する．γ運動ニューロンは筋紡錘を支配する.

理・作/鍼灸/あ

γ運動ニューロン→α運動ニューロン　×

5　膝蓋腱反射は多シナプス反射である.

□
□

⑤ 膝蓋腱反射は，脊髄内で興奮性シナプスを1個介する単シナプス反射である.

理・作/鍼灸/あ/柔

多シナプス反射→単シナプス反射　×

6　膝蓋腱反射の中枢は脳幹である.

□
□

⑥ 膝蓋腱反射の反射中枢は腰髄（L2～4）にある.

理・作/鍼灸/あ/柔

脳幹→脊髄　×

参照事項　様々な運動反射とその中枢☞226頁参照

問 題 / 解説と解答

● 7 アキレス腱反射は前脛骨筋の伸張反射である．
□
□

⑦ アキレス腱を叩打すると下腿三頭筋が収縮して足が底屈する．中枢は腰仙髄（L5-S2）である．

柔/看

前脛骨筋→下腿三頭筋 ×

● 8 上腕三頭筋反射の中枢は腰髄である．
□
□

⑧ 上腕三頭筋反射の中枢は頸髄（C6-8）である．

理・作

腰髄→頸髄 ×

● 9 痙縮では伸張反射が亢進する．
□
□

⑨ 痙縮は上位運動ニューロンの障害などで起こる．伸張反射が亢進して筋緊張が高まる．

理・作

○

● 10 誘発筋電図でＨ波の潜時はＭ波の潜時より短い．
□
□

⑩ H 波は M 波より潜時が長い．H 波は伸張反射の誘発筋電図，M 波は運動神経の遠心性刺激で生じる筋電図である．

鍼灸/あ/柔

短い→長い ×

● 11 拮抗抑制の求心路はⅡ群線維である．
□
□

⑪ 拮抗抑制の求心路は伸張反射と同じⅠa 群求心性線維である．相反性Ⅰa 抑制とも呼ばれる．

あ

Ⅱ群線維→Ⅰa 群線維 ×

● 12 拮抗抑制には介在ニューロンが関与する．
□
□

⑫ 伸張反射の際，拮抗筋支配の α 運動ニューロンの活動が抑制性介在ニューロンにより抑制され，拮抗筋が弛緩する．

鍼灸/柔

○

問　題	解説と解答
●13 足に痛み刺激（侵害刺激）を加えた時の同側下肢を引っ込める反射は伸張反射である． □ □ 鍼灸/あ	⑬ 肢の皮膚や筋・関節への強い刺激により，同側の肢全体を引っ込める屈曲反射が起こる． 伸張反射→屈曲反射（引っ込め反射）　×
●14 屈曲反射は防御反射である． □ □ あ	⑭ 屈曲反射は侵害刺激から肢を遠ざけようとする防御的役割をもつ． ○
●15 屈曲反射では，痛み刺激を受けた肢の伸筋が収縮する． □ □ あ	⑮ 屈曲反射では痛み刺激を受けた肢の伸筋が弛緩し，屈筋は収縮する． 収縮→弛緩　×
●16 屈曲反射の中枢は脳幹にある． □ □ 理・作/鍼灸/あ/柔	⑯ 屈曲反射の反射中枢は脊髄にある． 脳幹→脊髄　×
●17 屈曲反射は単シナプス反射である． □ □ 鍼灸/あ/柔	⑰ 屈曲反射は，脊髄内で複数のシナプスを介する，多シナプス反射である． 単シナプス反射→多シナプス反射　×
●18 交叉性伸展反射は痛み刺激で起こる． □ □ 鍼灸/あ	⑱ 交叉性伸展反射は屈曲反射を起こすような強い刺激が加えられると起こる． ○
●19 交叉性伸展反射では，刺激を受けた肢の反対側の肢が伸展する． □ □ あ/柔/看	⑲ 屈曲反射が起こった際に，刺激と反対側の肢が伸展する．これを交叉性伸展反射という．体重を支える役割をもつ． ○

問題	解説と解答
●20 交叉性伸展反射は単シナプス反射である. □ □ あ	⑳ 交叉性伸展反射は脊髄内で複数のシナプスを介する. 単シナプス反射→多シナプス反射　×
●21 交叉性伸展反射は脊髄反射である. □ □ 理・作/鍼灸/あ	㉑ 交叉性伸展反射の反射中枢は脊髄にある. ○
●22 挙睾筋反射は皮膚反射である. □ □ 鍼灸/柔	㉒ 大腿内側の皮膚を軽く擦ると挙睾筋が収縮する（挙睾筋反射）. ○

参照事項

■様々な運動反射とその中枢

反射中枢	反射
脊髄	伸張反射 ・膝蓋腱反射 ・アキレス腱反射
	拮抗抑制
	屈曲反射
	交叉性伸展反射
	皮膚反射 ・腹壁反射 ・挙睾筋反射 ・横隔膜反射
	長脊髄反射

反射中枢	反射
脳幹	角膜反射
	開口反射
	咬筋反射
	嚥下反射
	咳反射
	くしゃみ反射
	前庭動眼反射
	姿勢反射 ・緊張性頸反射 ・緊張性迷路反射 ・立ち直り反射

問　題 | 解説と解答

●23 横隔膜反射は皮膚反射である.
□
□

㉓ 胸部下方の皮膚を刺激すると横隔膜が収縮する反射を横隔膜反射という. 反射中枢は脊髄にある.

鍼灸

○

●24 腹壁反射の中枢は仙髄である.
□
□

㉔ 腹壁反射は脊髄反射である. 多シナプス反射の皮膚反射に含まれる. 腹壁反射の中枢は胸髄である.

理・作/鍼灸/あ

仙髄→胸髄　×

●25 足底反射は伸張反射である.
□
□

㉕ 足底反射は皮膚反射である. 足底反射は足底外側部を強くこすると足の指が足底側へ屈曲する反射である.

鍼灸

伸張反射→皮膚反射　×

●26 足底反射の中枢は胸髄である.
□
□

㉖ 反射の中枢は仙髄である.

理・作/鍼灸

胸髄→仙髄　×

●27 バビンスキー反射は健常成人でみられる.
□
□

㉗ バビンスキー反射は乳児でみられる(原始反射). 成人では錐体路障害の際に起こる(病的反射).

理・作/柔/看

健常成人→乳児　×

---

6. 脳による運動調節

● 1 前庭動眼反射では眼球は頭部の回転と同方向に動く.
□
□

① 前庭動眼反射では, 頭部の回転により前庭器官が刺激されて, 眼球が頭部の回転と逆方向に動く. 脳幹反射の1つである. 前庭神経, 動眼神経, 外転神経などが関与する.

理・作

同方向→逆方向　×

問 題	解説と解答
● 2 角膜反射では角膜の刺激で眼瞼が開く. □□	② 角膜反射は角膜の刺激で三叉神経求心路を介して眼瞼が閉じる反射で，脳幹反射の1つである.
理・作/あ/柔	開く→閉じる　×
● 3 角膜反射の中枢は橋である. □□	③ 脳幹の橋からは角膜反射の遠心路である顔面神経が出力する.
理・作/あ	○
● 4 咬筋反射（下顎反射）の遠心路は脳神経である. □□	④ 咬筋反射は，下顎骨を下にたたくと咬筋が収縮して口を閉じる反射である．咬筋などの咀嚼筋の運動は三叉神経に支配される.
理・作/鍼灸	○
● 5 嚥下反射の遠心路は脳神経である. □□	⑤ 嚥下反射の遠心路は主に舌咽神経と迷走神経である．嚥下反射の中枢は脳幹（延髄）である.
あ	○
● 6 緊張性頸反射の中枢は脊髄にある. □□	⑥ 緊張性頸反射は姿勢反射の1つで脳幹を中枢とする．頭を右にねじると左側の肢が屈曲し，右側の肢は伸展する.
鍼灸/柔	脊髄→脳幹　×
● 7 緊張性迷路反射は足場が傾いたときの体の平衡維持に役立つ. □□	⑦ 緊張性迷路反射は姿勢反射の1つで，脳幹で統合される．頭を右に傾けると，右の肢が伸展し左の肢が屈曲する.
鍼灸/柔	○
● 8 立ち直り反射の中枢は小脳にある. □□	⑧ 立ち直り反射は姿勢反射の1つであり，中脳が関与する.
理・作/鍼灸/あ/柔	小脳→中脳　×

問題 | 解説と解答

9　立ち直り反射には視覚受容器が関与する.

⑨立ち直り反射には前庭器官，頸部の受容器，視覚受容器などが関与する.

看

○

10　除脳動物は中脳の上方で脳を切断した動物である.

⑩除脳動物は中脳と橋の間で脳を切断した動物である．中脳の上方で脳を切断した動物は中脳動物と呼ばれる.

鍼灸

中脳の上方→中脳と橋の間　×

11　小脳は随意運動の協調に関与する.

⑪小脳は随意運動の協調，姿勢の保持，熟練した運動の記憶と学習にも関与する.

理・作/あ/柔/薬

○

12　大脳基底核は姿勢の制御に関与する.

⑫大脳基底核は運動の発現や姿勢の制御に関与する.

鍼灸

○

13　運動野には体部位局在がみられる.

⑬運動野には，反対側半身の下肢，体幹，上肢，頭部の随意運動に対応する部位が配列する.

あ/柔

○

14　一次運動野において下肢の支配領域は手指の支配領域より広い.

⑭一次運動野では手指や顔面の支配領域が広い．このため，手や顔面の筋は細やかな運動が可能となる.

あ/柔

広い→狭い　×

15　補足運動野は体部位局在が認められない.

⑮補足運動野は体部位局在が認められ，個々の運動の統合と準備過程に関与する.

柔

認められない→認められる　×

問　題　　解説と解答

7. 錐体路系・錐体外路系

1　錐体路は小脳に始まる.

① 錐体路は大脳皮質運動野に始まり脊髄や脳幹の運動ニューロンへ直達性に下行する. 主に随意運動に関与する.

鍼灸/あ/柔/看

小脳→大脳皮質　×

2　皮質脊髄路は錐体外路系に属する.

② 錐体路は皮質脊髄路に相当するが, 広義には皮質延髄路も含める. 錐体路以外の運動に関与する経路を錐体外路系という.

鍼灸/柔

錐体外路系→錐体路系　×

3　錐体路の大多数は視床で交叉する.

③ 錐体路の大多数は延髄で交叉する. このため一側の錐体路系の障害で, 他側の支配筋の随意運動はできなくなる.

鍼灸/柔/看

視床→延髄　×

4　脊髄の半側に損傷が起こると, 傷害部以下で対側の運動麻痺がみられる.

④ 傷害側の傷害部以下で運動麻痺, 深部感覚麻痺, 皮膚の血管運動障害が, 反対側で温度感覚や痛覚の麻痺が起こる.

柔

対側→同側　×

5　視床下核および赤核は錐体路系に含まれる.

⑤ 視床下核および中脳の赤核は錐体外路系に含まれる. 視床下核は大脳基底核に含めて考えることが多い.

理・作

錐体路系→錐体外路系　×

8. 発　声

1　発声の際に声帯は弛緩する.

① 声帯を収縮させた状態で呼息運動を行い, 声帯を振動させて発声する.

弛緩→緊張（収縮）　×

問　題　　解説と解答

9. 骨・関節

1　骨芽細胞は骨細胞になる.
□
□

① 骨芽細胞はその周囲に石灰塩類を沈着させて骨基質を形成し，その中に埋まって骨細胞になる.

柔/看/薬

○

2　骨芽細胞は内胚葉に由来する.
□
□

② 骨組織はすべて中胚葉に由来する．骨芽細胞は間葉系細胞から，破骨細胞は血液幹細胞から分化する.

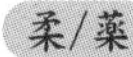

内胚葉→中胚葉　×

3　骨芽細胞はコラーゲンを分泌する.
□
□

③ 分泌されたコラーゲンにカルシウムなどが沈着し，骨の主成分である骨基質（骨の細胞間質）が形成される.

柔/薬

○

4　ヒドロキシアパタイトは，骨基質中の無機質である.
□
□

④ 骨基質タンパクにヒドロキシアパタイト（リン酸カルシウム）が沈着（石灰化）して骨となる.

薬

○

5　骨芽細胞は酵素を分泌してリン酸を増加させる.
□
□

⑤ 骨芽細胞が分泌する骨型アルカリホスファターゼ（BAP）は石灰化に必要なリン酸を作る酵素であり，骨形成マーカーとして用いられる.

○

6　破骨細胞は，骨基質を溶解する.
□
□

⑥ 破骨細胞は，酸やタンパク分解酵素を分泌し，骨基質を分解・吸収する（骨吸収）.

看/薬

○

問 題	解説と解答
7 大理石骨病は，破骨細胞の機能亢進により起こる． □ □ 薬	⑦ 大理石骨病では，破骨細胞の機能低下により骨石灰化過剰となり，固いだけで弾力のないもろい骨になる． 亢進→低下 ×
8 骨に加わる外力の作用は骨の形成に関与する． □ □	⑧ 運動による加重や負荷は骨の強化に役立つ． ○
9 骨粗鬆症では骨基質が増加する． □ □ 柔/薬	⑨ 骨粗鬆症では骨量が低下するだけでなく，骨質（骨の微細構造など）も劣化する． 増加→減少 ×
10 骨粗鬆症は，閉経女性で起こりやすい． □ □ 理・作/鍼灸/柔/薬	⑩ 閉経後はエストロジェン分泌の低下により骨吸収の促進と骨形成の抑制が起こるため，骨粗鬆症になりやすい． ○
11 関節液（滑液）は骨細胞から分泌される． □ □ 看	⑪ 関節液は滑膜細胞から分泌される．関節液は関節腔を満たし，関節の接触部の摩擦を減らす働きをしている． 骨細胞→滑膜細胞 ×
12 関節液は透明である． □ □ 理・作	⑫ 関節液は透明で淡黄色である．粘稠性が高い． ○
13 骨の長軸方向の成長は骨幹部で起こる． □ □ 看	⑬ 骨の長軸方向の成長は骨端線部の骨端軟骨の軟骨内骨化によって起こる． 骨幹部→骨端線部 ×

問 題 | 解説と解答

14 関節リウマチでは滑膜細胞が減少する.
□
□

⑭ 関節リウマチでは滑膜に炎症が起こり，滑膜細胞が増殖する．滑膜は関節包の内面を覆う膜である．

理・作/鍼灸/看

減少→増加 ×

難 問

1 骨格筋の神経筋接合部での興奮伝達はクラーレにより遮断される.
□
□

① クラーレは神経筋接合部のニコチン受容体を遮断し，骨格筋を弛緩させる．

理・作/鍼灸

○

2 運動ニューロンから放出されたアセチルコリンは，酵素によって分解される.
□
□

② アセチルコリンは受容体に作用した後，コリンエステラーゼという酵素によって分解される．

柔

○

3 ひっかき反射は単シナプス反射である.
□
□

③ ひっかき反射は多シナプス反射である．また広範な脊髄分節に作用が及ぶ長脊髄反射である．

あ

単シナプス反射→多シナプス反射 ×

4 パーキンソン病では黒質の変性がみられる.
□
□

④ パーキンソン病では黒質から線条体に投射するドパミンニューロンが変性・脱落する．

理・作/鍼灸/看

○

5 運動すると動静脈酸素較差は大きくなる.
□
□

⑤ 運動では筋の酸素消費量が増加するため，動脈と静脈の酸素含有量の差は大きくなる．

理・作

○

問 題 / 解説と解答

● 6 陽性支持反応は脳幹を中枢とする反射である.
□
□

⑥ 陽性支持反応は脊髄を中枢とする．足底を地面につけると，肢が身体を支える反応をいう．

理・作/柔

脳幹→脊髄 ×

● 7 Ⅱ群求心性線維は筋紡錘の静的反応を調整している.
□
□

⑦ 錘内筋のⅡ群求心性線維は主に核鎖線維に終止し，伸張され，保持された筋の長さの情報を伝える．このため静的反応と呼ばれる．Ⅰa群求心性線維の活動は，筋長の変化速度の情報を伝えることから動的反応と呼ばれる．

理・作

○

● 8 長期間の有酸素運動で骨格筋の毛細血管が発達する.
□
□

⑧ 長期間の有酸素運動を行うと，筋に効率的に酸素を送るために，最大心拍出量が増加し，骨格筋の毛細血管網が発達する．

理・作

○

第14章　感　　覚

問　題　　　解説と解答

1．感覚の一般

1　音は平衡感覚の適刺激である．

①音は聴覚の適刺激である．ある感覚受容器に最適な刺激をその感覚受容器の適刺激という．

柔　　平衡感覚→聴覚　×

2　平衡感覚は深部感覚に属する．

②平衡感覚は特殊感覚に属する．特殊感覚にはほかに味覚，嗅覚，聴覚，視覚がある．

理・作　　深部感覚→特殊感覚　×

参照事項

■感覚の種類

感覚の種類		感覚器	感覚の質
A．体性感覚	1．皮膚感覚	皮膚	触覚，圧覚など
			温覚と冷覚
			痛覚，かゆみなど
	2．深部感覚	筋，腱，関節	位置感覚，痛覚など
B．内臓感覚	1．臓器感覚	内臓	空腹感，尿意など
	2．内臓痛覚	内臓	痛覚
C．特殊感覚	1．味覚	舌（味蕾）	甘い，塩辛いなど
	2．嗅覚	鼻（嗅上皮）	花の香り，刺激臭など
	3．聴覚	耳（コルチ器官）	高音，低音など
	4．平衡感覚	耳（前庭器官）	頭の向きなど
	5．視覚	眼（網膜）	色，形など

表は内田さえ他「生理学」第3版，医歯薬出版，2014より．

問　題　　解説と解答

2. 体性感覚—皮膚感覚

1　皮膚の触・圧覚は体性感覚に属する．
□
□

① 体性感覚には皮膚感覚（表在感覚）と深部感覚がある．皮膚感覚には触・圧覚のほかに温度感覚や痛覚がある．

理・作/看　　○

2　皮膚の感覚点で平均分布密度が最も高いのは触点である．
□
□

② 感覚点には触（圧）点，温点，冷点，痛点がある．平均分布密度は痛点＞触点＞冷点＞温点の順である．

あ/柔　　触点→痛点　×

3　触点の分布密度の高い所では触覚の二点弁別閾は低い．
□
□

③ 皮膚上の2点に刺激を加えたときに，その刺激を2点と識別できる最小距離を二点弁別閾という．

あ/柔　　○

4　上腕の二点弁別閾は口唇よりも低い．
□
□

④ 口唇や指先は触点の分布密度が高く二点弁別閾が低い．

あ/柔　　低い→高い　×

5　二点識別覚は，皮質覚（複合感覚）に分類される．
□
□

⑤ 皮質覚（複合感覚）には二点識別覚，部位覚，立体覚，皮膚書字覚などがある．

理・作/柔　　○

6　パチニ小体は持続的圧刺激を感受する．
□
□

⑥ パチニ小体は振動刺激に反応する．最も順応が速い触・圧覚の受容器である．

理・作/鍼灸/あ/柔　　持続的圧刺激→振動刺激　×

問 題	解説と解答
●7 マイスネル小体は痛覚の受容器である． □ □ 理・作/鍼灸/あ/柔/薬	⑦マイスネル小体は触・圧覚の受容器である．刺激の動きに応じて興奮し，速度検出器の機能を果たす． 痛覚の受容器→触・圧覚の受容器 ×
●8 メルケル盤は皮膚の持続的圧刺激に反応する． □ □ 理・作/あ	⑧メルケル盤は順応が遅く，圧刺激が長時間続いても応じ続ける．強度検出器の役割をもつ． ○
●9 ルフィニ終末は冷受容器である． □ □ 理・作/あ/柔	⑨ルフィニ終末は触・圧覚の受容器である．メルケル盤と同じように持続的圧刺激に応じる． 冷受容器→触・圧覚の受容器 ×
●10 毛包受容器は持続的圧刺激に反応する． □ □ 理・作	⑩毛包受容器は，持続的圧刺激には反応しないが，刺激の動きに応じて興奮し，速度検出器の機能を果たす． 反応する→反応しない ×
●11 皮膚の触・圧覚はC線維によって伝えられる． □ □ 理・作/鍼灸/あ	⑪皮膚の触・圧覚はAβ線維（Ⅱ群線維）によって伝えられる． C線維→Aβ線維 ×
●12 体性感覚情報は脊髄の前角に入る． □ □ 柔	⑫体性感覚神経（一次求心性神経）からの情報は後根を通って，多くは脊髄の後角に入る． 前角→後角 ×
●13 皮膚の温度感覚は体性感覚の1つである． □ □ 理・作	⑬温度感覚には冷覚と温覚とがある． ○

問　題	解説と解答
●14 冷受容器の情報はAβ線維により伝えられる. □□ 理・作/鍼灸	⑭ 冷受容器の情報はAδ線維（Ⅲ群線維），温受容器の情報はC線維（Ⅳ群線維）により伝えられる. Aβ線維→Aδ線維 ×
●15 皮膚の温度受容器は特定の受容器構造をもつ. □□ 理・作/鍼灸/柔	⑮ 皮膚の温度受容器は特定の受容器構造をもたない自由神経終末である. もつ→もたない ×
●16 触・圧覚の脊髄上行路は主に脊髄網様体路である. □□ 理・作/鍼灸/あ/柔	⑯ 触・圧覚の脊髄上行路は主に後索路で，一部は脊髄視床路である. 脊髄網様体路→後索路 ×
●17 内側毛帯は痛覚の伝導路である. □□ 理・作/鍼灸/あ/柔	⑰ 触・圧覚は主に後索路を上行し，延髄でニューロンを変えてから反対側の内側毛帯を通って視床に至る. 痛覚→触・圧覚 ×
●18 痛覚の伝導路は脊髄側索を通る. □□ 理・作	⑱ 痛覚の脊髄伝導路は，脊髄内で交叉して脊髄側索を上行し，視床に達する（脊髄視床路）. ○
●19 皮膚の温度感覚の脊髄上行路は後索路である. □□ 理・作/鍼灸/あ/柔	⑲ 皮膚の温度感覚の伝導路は脊髄視床路であり，痛覚の伝導路と同じである. 後索路→脊髄視床路 ×

問　題　　解説と解答

3. 体性感覚―深部感覚

○1　関節のパチニ小体は深部感覚の受容器の1つである.
□
□

①深部感覚（皮下の筋，腱，関節などの感覚）には運動感覚（固有感覚），振動感覚，深部痛覚がある.

理・作/柔

○

○2　位置感覚は運動感覚に含まれる.
□
□

②位置感覚は眼を閉じていても四肢や身体部位の位置がわかる感覚である.

鍼灸/柔

○

○3　力，重さの感覚は運動感覚に含まれる.
□
□

③力，重さの感覚は，物体をもってその重さやそれを保持するのに必要な筋力がわかる感覚である.

鍼灸

○

○4　腱受容器（ゴルジ腱器官）は表在感覚の受容器の1つである.
□
□

④腱受容器は深部感覚の受容器の1つである．腱受容器は筋収縮による腱の伸展を感受する.

理・作/あ/柔

表在感覚→深部感覚　×

○5　腱受容器の求心性情報はⅡ群線維によって伝えられる.
□
□

⑤腱受容器の求心性神経はⅠb群線維である．Ⅱ群線維は皮膚の触・圧覚や筋紡錘の散形終末の情報を伝える.

理・作/鍼灸/柔

Ⅱ群線維→Ⅰb群線維　×

○6　位置感覚には筋紡錘が関与する.
□
□

⑥位置感覚には筋紡錘のほか，関節，腱の受容器が関与する.

理・作/柔

○

問　題	解説と解答
7 筋紡錘は骨格筋の圧覚を感受する.	⑦ 筋紡錘は骨格筋の長さを感受する．筋が伸展して長くなると，筋紡錘からのⅠa群線維の活動が増加する．
理・作/鍼灸/柔	圧覚→長さ（筋長）　×
8 関節の感覚受容器の1つにルフィニ終末がある.	⑧ 関節では関節包に関節の運動を感知するルフィニ終末やパチニ小体がある．
柔	○
9 脊髄小脳路は姿勢維持に関与する.	⑨ 脊髄小脳路は運動や姿勢維持などの調節に関与する．側索を通り小脳へ行く上行路である．
	○

4. 内臓感覚

問　題	解説と解答
1 頸動脈小体は動脈血圧を感受する.	① 頸動脈小体と大動脈体は化学受容器である．動脈血中のO_2分圧，CO_2分圧，pH を感受する．
理・作/鍼灸	動脈血圧→動脈血中のO_2分圧，CO_2分圧，pH　×
2 尿意は臓器感覚の1つである.	② 意識にのぼる内臓感覚には，空腹感，渇き，尿意，便意などの臓器感覚と内臓痛覚とがある．
	○
3 体液の浸透圧が低下すると渇きの感覚が起こる.	③ 渇きの感覚は体液の浸透圧上昇のほか，体液量の減少や咽頭の乾燥によっても起こる．
	低下→上昇　×

問 題 | 解説と解答

4 血糖値の上昇によって空腹感が生じる.

④ 空腹感は血糖値の低下のほか，空腹時の胃の強い収縮（飢餓収縮）によっても起こる.

看

上昇→低下 ×

5. 痛 覚

1 皮膚の痛みには鋭い痛みと鈍い痛みとがある.

① 針で皮膚を突き刺すと，瞬間的に鋭い痛みを感じる．刺激が強い場合，続いて灼けつくような鈍い痛みを感じる.

鍼灸／あ

○

2 皮膚の速い痛み（鋭い痛み）は主に Aα 線維で伝えられる.

② 皮膚の速い痛み（一次痛）は主に Aδ 線維により伝えられる.

理・作／鍼灸／あ／柔

Aα 線維→Aδ 線維 ×

3 皮膚の遅い痛み（鈍い痛み）は主に Aβ 線維で伝えられる.

③ C 線維（Ⅳ群線維）は最も伝導速度が遅く，遅い痛み（二次痛）を伝える.

理・作／鍼灸／あ／柔

Aβ 線維→C 線維 ×

4 痛覚の受容器（侵害受容器）はルフィニ終末である.

④ 侵害受容器は特定の受容器構造をもたない自由神経終末である.

理・作／鍼灸／あ／柔

ルフィニ終末→自由神経終末 ×

5 痛覚は触覚よりも順応しやすい.

⑤ 痛覚は順応が起こりにくい．痛覚は組織の傷害を知らせるので，この性質は生体にとって都合がよい.

鍼灸／あ／看

順応しやすい→順応しにくい ×

問　題	解説と解答
● 6　骨格筋の痛みは表在性痛覚に分類される．□□	⑥ 骨格筋，皮下組織，腱，骨膜，関節などの痛みは深部痛覚に分類される．表在性痛覚は主に皮膚の痛みである． 表在性痛覚→深部痛覚　×
● 7　深部痛覚は表在性痛覚よりも局在性に乏しい．□□ 鍼灸	⑦ 深部痛覚や内臓痛覚は，主にⅣ群線維（C 線維）によって伝えられる．皮膚の痛覚ほど局在性が明確でない． ○
● 8　内臓中空器官の過度の伸展により内臓痛覚が生じる．□□ 鍼灸	⑧ 内臓痛覚は血流障害，化学的刺激などによっても誘発される．内臓痛は特有の不快感を起こしやすい． ○
● 9　皮膚の痛覚刺激は一般に心拍数を増加させる．□□ 鍼灸	⑨ 皮膚の痛覚刺激により一般に交感神経活動が亢進し，心拍数増加や血圧上昇を起こす． ○
●10　関連痛は内臓炎症時に生じやすい．□□ 鍼灸/柔/看	⑩ 関連痛は内臓や胸膜，腹膜などに異常があるとき，特定の皮膚に感覚過敏や痛みを感じることをいう． ○
●11　エンドルフィンは内因性発痛物質の１つである．□□ 鍼灸/あ	⑪ 内因性鎮痛物質は生体内で作られ，モルフィン同様の鎮痛効果をもつ．エンドルフィンやエンケファリンなどがある． 内因性発痛物質→内因性鎮痛物質（オピオイド）　×

問題	解説と解答
●12 ブラジキニンは内因性鎮痛物質の1つである．□□ 鍼灸/あ	⑫ ブラジキニンは内因性発痛物質の1つである．内因性発痛物質は，組織損傷や炎症により産生され，痛みを起こす．内因性鎮痛物質→内因性発痛物質 ×
●13 プロスタグランジンは痛覚受容器の感受性を下げる．□□ 柔	⑬ プロスタグランジンは痛覚受容器の感受性を高め，発痛増強作用を示す．内因性発痛物質の1つである．下げる→上げる ×
●14 急性痛は組織の傷害を知らせる役割をもつ．□□ あ	⑭ 痛みは持続時間の違いによって急性痛と慢性痛に分類される．急性痛は傷が治ると消失する．○
●15 痛みを抑制する神経系が存在する．□□	⑮ 痛みを抑制する神経系としては脳からの下行性抑制系や，内因性オピオイドを含むニューロンが知られている．○

6. 味　覚

問題	解説と解答
●1 味覚は5種類の基本味からなる．□□ あ/柔/看	① 味覚は5種の基本味からなる．基本味が組み合わされて多種多様な味が構成される．○
●2 苦みは基本味の1つである．□□ 鍼灸/あ/看	② 基本味は，苦，甘，酸，塩，うま味の5つである．○

問　題 | 解説と解答

3　味覚はマグネシウムの欠乏で障害される.

③ 味細胞は亜鉛やビタミンの欠乏によって障害されやすい.

看

マグネシウム→亜鉛　×

4　味覚は痛覚よりも順応しにくい.

④ 味覚の順応は著明で，同じ刺激を繰り返していると感覚は弱くなり，ついには消失する．嗅覚も非常に順応が速い.

鍼灸/柔/看

順応しにくい→順応しやすい　×

5　味細胞は化学物質により刺激される.

⑤ 味細胞は舌の表面にある味蕾内部にあり，味覚を感受する.

鍼灸/柔/看

○

6　味細胞の寿命は個体の寿命と等しい.

⑥ 味細胞の寿命は短く，10 日くらいで新しい細胞と入れ替わる.

柔

個体の寿命と等しい→約 10 日である　×

7　味蕾は舌下神経に支配される.

⑦ 舌の前 2/3 に分布する味蕾からの情報は顔面神経，舌の後 1/3 からの情報は舌咽神経により伝えられる.

鍼灸/あ/柔/看

舌下神経→顔面神経と舌咽神経　×

---

7. 嗅　覚

1　嗅覚の受容器は嗅細胞である.

① 嗅細胞は鼻腔の天井部分にある嗅上皮にある．嗅細胞は神経細胞で，嗅細胞の軸索が嗅神経となる.

柔

○

問題	解説と解答
2 嗅神経は視床下部に投射する.	② 嗅神経は大脳の嗅球へ投射する. 嗅覚情報は嗅球から側頭葉の梨状皮質, さらに視床を介して大脳皮質へ送られる.
柔	視床下部→大脳の嗅球　×

8. 聴　覚

問題	解説と解答
1 ヒトの可聴範囲は20～200 Hzである.	① ヒトの耳の可聴範囲は20～20,000 Hzである. 普通の会話の周波数の範囲は200～4,000 Hzである.
理・作	200 Hz→20,000 Hz　×
2 音は周波数が高いほど低く聞こえる.	② 音は周波数が高いほど高く聞こえる. 音の高さを決定するのは主に周波数である.
鍼灸	低く→高く　×
3 耳小骨は前庭窓の振動を鼓膜へ伝える.	③ 鼓膜の振動は耳小骨により増幅され, 前庭窓の膜へ伝えられる.
理・作/あ/柔	前庭窓の振動を鼓膜→鼓膜の振動を前庭窓　×
4 鼓膜は中耳と内耳との境にある.	④ 外耳と中耳の境には鼓膜があり, 中耳と内耳の境には前庭窓がある.
理・作	中耳と内耳→外耳と中耳　×
5 アブミ骨は聴覚に関与する.	⑤ 中耳のツチ骨, キヌタ骨, アブミ骨の3つを耳小骨という.
理・作/あ/看	○

問　題	解説と解答
● 6　蝸牛は平衡感覚の受容に関与する. □ □	⑥ 蝸牛は内耳にあるラセン形に巻かれた管で，聴覚の受容器である．内部は前庭階，蝸牛管，鼓室階に分かれる．
理・作/柔/看	平衡感覚→聴覚　×
● 7　蝸牛管は外リンパで満たされている. □ □	⑦ 蝸牛管は内リンパで満たされている．外リンパは前庭階，鼓室階を満たす．
理・作/看	外リンパ→内リンパ　×
● 8　コルチ器官は平衡感覚に関係する. □ □	⑧ コルチ器官は，蝸牛管の基底膜上に存在する聴覚受容器である．
理・作/鍼灸/あ/柔/看	平衡感覚→聴覚　×
● 9　聴覚は有毛細胞で感受される. □ □	⑨ 聴覚はコルチ器官内に並ぶ有毛細胞で感受される．内リンパが振動すると，有毛細胞が刺激されて興奮する．
鍼灸/あ/柔	○
● 10　コルチ器官の情報は前庭神経により中枢へ伝えられる. □ □	⑩ コルチ器官の有毛細胞の興奮は蝸牛神経を通って延髄の蝸牛神経核へ伝えられる．
理・作/あ/柔	前庭神経→蝸牛神経　×
● 11　第Ⅷ脳神経は聴覚の伝導に関与する. □ □	⑪ 第Ⅷ脳神経は内耳神経（聴神経）であり，蝸牛神経と前庭神経よりなる．
理・作/あ/看	○
● 12　聴覚は視床の外側膝状体で中継される. □ □	⑫ 聴覚は視床の内側膝状体で中継され，大脳皮質の聴覚野へ投射される．
理・作/鍼灸/あ/柔	外側膝状体→内側膝状体　×

問　題 | 解説と解答

13 聴覚野は後頭葉にある.
□
□

⑬ 聴覚野は大脳皮質の側頭葉にある.

鍼灸/あ/看

後頭葉→側頭葉　×

---

9. 平衡感覚

1 平衡感覚は耳管で受容される.
□
□

① 平衡感覚は前庭器官で感受される. 前庭器官は内耳にあり, 球形嚢, 卵形嚢および3つの半規管（三半規管）よりなる.

柔/看

耳管→前庭器官　×

---

2 耳管は鼓室と鼻腔を連絡する.
□
□

② 耳管は鼓室と咽頭を連絡する. 鼓室は中耳にある.

理・作/看

鼻腔→咽頭　×

---

3 平衡感覚は有毛細胞によって感受される.
□
□

③ いずれの前庭器官でも, 内部にある有毛細胞が受容器として働く.

鍼灸/あ

○

---

4 球形嚢は回転加速度を感受する.
□
□

④ 球形嚢は上下方向, 卵形嚢は前後・左右方向の加速度を検出する.

理・作/鍼灸/柔

回転加速度→直線加速度　×

---

5 卵形嚢には平衡砂がある.
□
□

⑤ 前庭器官の卵形嚢や球形嚢内の平衡斑表面にある有毛細胞の上を平衡砂（耳石）が覆っている.

理・作/柔

○

問　題	解説と解答
●6 平衡砂は平衡感覚に関与する．□□ 鍼灸	⑥ 平衡砂と有毛細胞が重力や直線運動の加速度により相対的にずれる結果，有毛細胞にひずみが生じて興奮が起こる．　○
●7 3つの半規管は互いにほぼ垂直に交わる．□□ 理・作/柔	⑦ 半規管（三半規管）は前半規管，後半規管および外側半規管（水平半規管）よりなる．　○
●8 半規管のリンパは聴覚に関与する．□□ 理・作/鍼灸/柔/看	⑧ 半規管のリンパは平衡感覚に関与する．半規管の内部は内リンパで満たされている．　聴覚→平衡感覚　×
●9 三半規管の平衡斑でリンパの動きを感受する．□□ 理・作	⑨ 半規管の膨大部稜のクプラでリンパの動きを感受する．　平衡斑→膨大部稜　×
●10 三半規管は直線方向の加速度を感受する．□□ 理・作/鍼灸/柔	⑩ 三半規管は頭部の回転加速度を感受する．回転に伴う半規管内のリンパの相対的な流れが有毛細胞を刺激する．　直線方向の加速度→回転加速度　×
●11 半規管の情報は蝸牛神経により中枢へ伝えられる．□□ 理・作/あ/柔/看	⑪ 前庭神経は前庭器官で感受した平衡感覚を伝える．蝸牛神経は聴覚を伝える．　蝸牛神経→前庭神経　×
●12 前庭器官の情報は姿勢反射に関与する．□□	⑫ 平衡感覚は身体や頭部の位置や運動の知覚に重要である．これを手がかりに適切な姿勢をとることができる．　○

問　題　　解説と解答

10. 視　覚

1 視覚では水晶体の厚みを変えて明るさの調節を行う．

① 眼の水晶体の厚みを変えることにより光の屈折の度合いを変え，焦点を合わせる．

鍼灸/あ

明るさ→屈折力（遠近）　×

---

2 角膜は光の屈折に関与しない．

② 角膜は水晶体とともに光の屈折に関与する．

看

関与しない→関与する　×

---

3 毛様体筋が収縮すると水晶体の厚みが薄くなる．

③ 水晶体は毛様体小帯を介して毛様体筋とつながる．毛様体筋が収縮すると毛様体小帯が緩んで水晶体の厚みが増す．

理・作/鍼灸/あ/柔/看

薄く→厚く　×

---

4 近くの物体を見る場合に水晶体の厚みが減少する．

④ 近くの物体を見る場合には水晶体の厚みが増し，屈折力が増加する．遠くの物体を見る場合には水晶体が薄くなる．

理・作/鍼灸/柔/看

減少→増加　×

---

5 眼の屈折力はジオプトリで表す．

⑤ ジオプトリ（D）は焦点距離（m）の逆数である．

鍼灸

○

---

6 近視では遠方の物体像が網膜より後ろに結像する．

⑥ 近視では遠方の物体が網膜より前に結像する．正常では，遠くの物体の像は水晶体の無調節状態で網膜に結像する．

理・作

後ろ→前　×

問題	解説と解答
● 7 虹彩は眼内に入る光の量を調節する. □□	⑦ 虹彩内の瞳孔散大筋と瞳孔括約筋は，瞳孔（虹彩中央の小孔）の大きさを調節する.
理・作/看	○
● 8 瞳孔括約筋が収縮すると散瞳が起こる. □□	⑧ 瞳孔括約筋の収縮により縮瞳が起こる．瞳孔散大筋の収縮により散瞳が起こる.
鍼灸/あ/柔/看	散瞳→縮瞳 ×
● 9 光が眼に入ると散瞳が起こる. □□	⑨ 光が眼に入ると反射性に瞳孔括約筋が収縮し，縮瞳が起こる．これを対光反射（光反射）という.
鍼灸/あ/柔	散瞳→縮瞳 ×
● 10 暗いところから明るいところに移動すると，暗順応が起こる. □□	⑩ 暗所から明所へ移動すると明順応が起こる．暗順応では暗闇に慣れて，光に対する感受性が良くなる．暗順応は明順応より反応が遅い.
理・作	暗順応→明順応 ×
● 11 硝子体は光を通しやすい. □□	⑪ 光は角膜・瞳孔・水晶体・硝子体を通って網膜に至る.
柔/看	○
● 12 近くの物体を注視するときに輻輳が起こる. □□	⑫ 輻輳とは近くの物体を見る際に両眼が対称的に内転する反応である．同時に，水晶体の厚みの増加と縮瞳が起こる.
理・作/鍼灸/看	○

問 題	解説と解答
◎13 視細胞には錐体細胞と双極細胞がある. □□	⑬ 網膜の視細胞には錐体細胞と杆体細胞がある. 視細胞は光受容器である.
理・作/鍼灸/あ/看/薬	双極細胞→杆体細胞 ×
◎14 網膜の錐体細胞は主に明暗の識別に関与する. □□	⑭ 錐体細胞は明るい所で働き色や形を識別する. 明暗の識別は弱い.
理・作/鍼灸/あ/柔/看/薬	明暗→色や形 ×
◎15 網膜の杆体細胞は主に色の識別に関与する. □□	⑮ 杆体細胞は薄暗い所で働き, 明暗や形を識別する.
理・作/鍼灸/あ/柔/看/薬	色→明暗や形 ×
◎16 網膜中心窩は視神経乳頭にある. □□	⑯ 網膜中心窩は, 視神経乳頭の少し外側の黄斑の中央部にある.
理・作/あ/柔	視神経乳頭→視神経乳頭の少し外側 ×
◎17 網膜中心窩は周辺部よりも錐体細胞の密度が低い. □□	⑰ 網膜中心窩には錐体細胞が密集している. 中心窩は視力が最も良いところである.
理・作/あ/柔	低い→高い ×
◎18 網膜の乳頭部は視野検査で盲斑（マリオットの盲点）を作る. □□	⑱ 網膜の乳頭部には視細胞がないため, 視野中に盲斑が現れる. 両眼視では視野に盲斑がなくなる. 乳頭部は黄斑より内側にある.
理・作	○
◎19 ロドプシンは網膜の錐体細胞に含まれる. □□	⑲ ロドプシンは杆体細胞に含まれる感光色素である. ロドプシンに光が当たると杆体細胞が反応する.
理・作/鍼灸/柔	錐体細胞→杆体細胞 ×

問題	解説と解答
●20 暗所では視細胞のロドプシンが分解される. □□	⑳ ロドプシンは光により分解され，暗所で再合成される.
柔	分解→再合成 ×
●21 視細胞の感受性はビタミンAの欠乏により低下する. □□	㉑ ロドプシンの合成にはビタミンAが必要である. このためビタミンA不足で夜盲症となる.
理・作/柔	○
●22 網膜の双極細胞は視覚に関与する. □□	㉒ 視覚情報の主な経路は，視細胞→双極細胞→神経節細胞である.
鍼灸/あ	○
●23 網膜の水平細胞は視覚に関与する. □□	㉓ 一般に水平細胞とアマクリン細胞は，視覚情報の経路（視細胞→双極細胞→神経節細胞）を側方から抑制する.
鍼灸/あ	○
●24 網膜の神経節細胞の軸索は集合して動眼神経となる. □□	㉔ 神経節細胞の軸索は，眼球後部の乳頭部から視神経となって眼球を出る.
看	動眼神経→視神経 ×
●25 視覚情報は視床の内側膝状体を経由して大脳皮質に伝えられる. □□	㉕ 視神経は視交叉を経て視床の外側膝状体に至る. ここでニューロンを変えて大脳皮質の視覚野に投射する.
理・作	内側膝状体→外側膝状体 ×
●26 一側の眼からの視神経はすべて視交叉で交叉する. □□	㉖ 交叉するのは両眼網膜のそれぞれ内側半分から起こった線維で，外側半分から起こった線維は交叉しない.
理・作	視神経はすべて→視神経の半分は ×

問　題 | 解説と解答

●27 左視野の視覚情報は左の視覚野に伝えられる.
□
□

㉗ 視交叉で網膜鼻側（内側）からの視神経が交叉するため，左視野の情報は右，右視野の情報は左の視覚野に伝えられる.

理・作

左の視覚野→右の視覚野 ×

難　問

●1 ウェーバー比は一定である.
□
□

① もとの刺激Sに対する弁別閾ΔSの割合（ΔS/S：ウェーバー比）は一定である．この法則をウェーバーの法則という.

鍼灸

○

●2 味覚の閾値は温度の影響を受ける.
□
□

② 唾液分泌なども味覚に影響を及ぼす.

理・作

○

●3 関節の位置覚は複合感覚の1つである.
□
□

③ 複合感覚は複数の感覚情報が大脳で統合されて起こる感覚である．二点識別覚・皮膚書字覚・立体覚・部位覚などが含まれる.

理・作

複合感覚→深部感覚 ×

●4 位置覚は脊髄後索の損傷により障害される.
□
□

④ 皮膚の触圧覚の一部と深部感覚は後索を上行する．深部感覚の1つである位置覚は後索の損傷で障害される.

理・作

○

問　題	解説と解答
● 5　皮膚の速い痛みには主にポリモーダル侵害受容器が関与する。□□	⑤ 皮膚の遅い痛み（鈍い痛み）は主にポリモーダル侵害受容器，皮膚の速い痛み（鋭い痛み）は主に高閾値機械受容器によって伝えられる．
あ	速い痛み→遅い痛み（鈍い痛み）　×
● 6　外部の情景は網膜上に直立像として写る．□□	⑥ 外部の情景は網膜に倒立像として写る．網膜上の倒立像は大脳皮質で直立像として認知される．
理・作	直立像→倒立像　×
● 7　ヨドプシンは網膜の錐体細胞に含まれる．□□	⑦ ヨドプシンは錐体細胞に含まれる感光色素である．
柔	○
● 8　一側の視索切断によって，各々の眼の同側視野の半盲症が起こる．□□	⑧ 一側の視索切断により切断側の眼の内側視野および対側の眼の外側視野が欠損する．
柔	同側視野→対側視野　×
● 9　視交叉の切断によって各々の眼の内側視野の欠損が起こる．□□	⑨ 視交叉の切断により各々の眼の網膜の内側半分から起こった線維が切断されるため，外側視野が欠損する．
柔/看	内側視野→外側視野　×
● 10　左外側膝状体の障害は左同名半盲を生じる．□□	⑩ 左側の外側膝状体や視索の障害は，右同名半盲を生じる．
理・作	左同名半盲→右同名半盲　×
● 11　眼内圧とは水晶体の圧のことである．□□	⑪ 眼内圧は眼球内の圧のことである．眼内圧は眼房水の産生と流出のバランスに左右される．
理・作/柔	水晶体の圧→眼球内の圧　×

問題	解説と解答
12 眼房水は毛様体で作られる. □ □ 柔	⑫ 眼房水は毛様体上皮から産生され，強膜静脈洞(シュレム管)に吸収される. ○
13 片眼に光を照射すると，両眼に散瞳が起こる. □ □ 看	⑬ 片眼に光を照射すると，両眼に縮瞳が起こる. 散瞳→縮瞳 ×
14 感覚情報の一部は，脳幹網様体を経て大脳皮質に投射する. □ □ 薬	⑭ 脳幹網様体に伝わった感覚情報は大脳皮質に広く投射し，覚醒，意識，注意に重要な役割を果たす. ○

索 引

欧文

な

ら

り

る

れ

ろ

わ

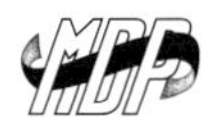

○×問題でマスター　生理学 第5版　　ISBN978-4-263-24098-4

2005年 1 月 20 日　第1版第1刷発行
2009年 7 月 10 日　第2版第1刷発行
2013年 1 月 25 日　第3版第1刷発行
2018年 8 月 1 日　第4版第1刷発行
2024年 4 月 10 日　第5版第1刷発行

監修者　志 村　まゆら

発行者　白 石　泰 夫

発行所　医歯薬出版株式会社

〒113-8612　東京都文京区本駒込1-7-10
TEL.（03）5395-7641（編集）・7616（販売）
FAX.（03）5395-7624（編集）・8563（販売）
https://www.ishiyaku.co.jp/ 郵便振替番号 00190-5-13816

乱丁，落丁の際はお取り替えいたします　　印刷・三報社印刷／製本・明光社